TRAITÉ

SUR

LA PROPRIÉTÉ FORTIFIANTE DE LA CHALEUR,

ET SUR

LA VERTU AFFAIBLISSANTE DU FROID,

PRÉCÉDÉ d'un exposé des principes fondamentaux du nouveau Systême de médecine de BROWN;

PAR J. F. CHORTET.

Qu'un homme ait de nos jours assez de hardiesse pour prétendre que la chaleur stimule et fortifie, et que le froid affaiblit, aussi-tôt un grand nombre de médecins, entrainés par leurs propres préjugés, et séduits par les résultats trompeurs d'une foule d'observations rapportées par les auteurs, s'écrieront qu'ils n'ont jamais entendu des propositions aussi étranges et aussi insensées.

WEIKARD. Doctrine médicale simplifiée.

A LUXEMBOURG,

DE L'IMPRIMERIE DE C. LAMORT.

L'AN XI DE LA RÉPUBLIQUE.

On a déposé, conformément à la Loi, deux exemplaires à la Bibliothèque nationale.

Nota. *Nous regarderons comme contre-façon, tous les exemplaires qui ne sont pas signés de l'Auteur.*

AU CITOYEN

FOURCROY,

Conseiller d'état, chargé de la direction et de la surveillance de l'instruction publique ;

COMME un hommage qui lui est dû, pour les progrès qu'il a fait faire à la Chymie et à la Médecine.

J. F. CHORTET.

PRÉFACE.

Jusqu'ici on a prétendu que le froid seul stimule et fortifie, et que la chaleur énerve; mais *John Brown* a démontré dans ses élémens de médecine, que la propriété excitante du calorique est en raison directe de son intensité, et que le froid appartient aux affaiblissans les plus énergiques. J'ose me flatter que j'ai présenté la théorie de la chaleur et du froid dans son vrai jour, qu'elle pourra servir à expliquer différens phénomènes qui offraient une contradiction apparente, et qu'elle contribuera à établir l'art de guérir sur des fondemens solides. J'ai puisé dans les meilleures sources; j'ai mis à contribution *Weikard, Macquart, J. Frank, Jones, Rœschlaub*, &c., et j'ai arrangé les matériaux que m'ont fournis ces grands médecins, suivant la méthode qui m'a paru la plus facile et la plus convenable.

Ceux qui ne sont pas initiés dans les principes de la nouvelle doctrine, peuvent lire l'exposé que j'en ai donné dans le premier volume du Recueil d'observations faites par les médecins dirigeant des hôpitaux de Pavie, Vienne, Bamberg, Wurtzbourg, &c.

Martelange, département des Forêts, le 1er. germinal an XI.

TABLE
DES MATIÈRES.

CHAPITRE Ier. *De la propriété excitante de la chaleur.* Page 6

CHAP. II. *Des objections faites contre la vertu fortifiante de la chaleur.* 56

CHAP. III. *De l'usage de la chaleur et des bains chauds dans les asténies et les hypersténies.* 81

CHAP. IV. *De la propriété débilitante du froid.* 90

CHAP. V. *Des objections faites contre la vertu débilitante du froid.* 122

CHAP. VI. *De l'usage du froid dans les hypersténies.* 259

Fin de la table.

ERRATA.

PAGE 5, lig. 2, sans forme, *lisez* sous forme.

Pag. 10, lig. 9, de chaleur, *lisez* d'une chaleur.

Pag. 16, lig. 24, entr'eux, *lisez* entr'elles, ou entre les deux.

Pag. 35, lig. 6, économie animal, *lisez* économie animale.

Pag. 44, lig. 3, des spasmes, *lisez* de spasmes.

Pag. 78, lig. 4, *lisez* ainsi une privation totale du principe de vie.

Pag. 85, lig. 23, romain, *lisez* romarin.

Pag. 106, lig. 9, *lisez* et ameneraient.

Pag. 117, lig. 18, cette effet, *lisez* cet effet.

Pag. 120, lig. 26, nuisibles, *lisez* nuisible.

Pag. 143, lig. 4, juste bornes, *lisez* justes bornes.

Pag. 144, lig. 6, le corps, *lisez* les corps et que le froid les resserre.

Pag. 144, lig. 13, *lisez* qu'il faut absolument attribuer.

Pag. 144, lig. 18, es, *lisez* les.

PRINCIPES FONDAMENTAUX DE LA THÉORIE DE JOHN BROWN.

I. La viabilité exige deux conditions dans un corps, savoir : l'organisation et l'incitabilité, ou le principe vital (*excitability*).

II. L'incitabilité est une faculté inhérente à la masse organique, en vertu de laquelle les objets de dehors incitent son activité.

III. L'incitabilité avec le concours des puissances incitantes, constitue la vie.

IV. La vie est entièrement soumise à l'action des influences extérieures.

V. L'incitabilité est une propriété une et indivisible de l'organisme animal. Elle ne diffère que par le degré dans les différentes parties du corps.

VI. On nomme puissance incitante (*exciting powers*) tout objet qui, par son impression externe sur le corps organisé, incite l'activité vitale.

VII. Le résultat de l'action de ces puissances sur l'incitabilité, est ce qu'on nomme incitation (*excitament*).

VIII. L'énergie de l'incitation est toujours en raison directe de celle des forces excitantes.

IX. Les stimulans ne diffèrent entr'eux que par le degré, et chaque stimulus (*stimulant*) consume plus ou moins l'incitabilité.

X. La santé, la maladie et la mort même, ne sont que des degrés différens de la même manière d'être; ces divers états ont également pour principe l'incitabilité et les stimulus, et sont déterminés par eux.

XI. Le juste équilibre entre l'action des puissances incitantes et l'incitabilité constitue la *santé*, laquelle consiste dans l'exercice agréable, facile et régulier de toutes les fonctions.

XII. J'entends par puissance nuisible (*exciting hurluft powers*) toute influence externe qui, en agissant sur le corps organisé, trouble le degré convenable d'énergie de la fonction vitale.

XIII. La déviation de l'énergie de l'incitation se nomme *maladie ;* elle consiste dans l'exercice pénible et douloureux de toutes les fonctions, ou de quelques-unes d'entr'elles.

XIV. La prédisposition est un état moyen entre la santé et la maladie.

XV. Les puissances incitantes générales n'agissent que de deux manières ; elles augmentent ou diminuent l'énergie de la fonction vitale. Delà il résulte que la déviation de l'énergie convenable de l'incitation ne peut avoir lieu que de deux manières : ou l'incitation est trop forte, ce qui constitue l'*hypersténie*, ou elle est trop faible, ce qui forme l'*asténie* de l'incitation.

XVI. L'excès des stimulus, porté jusqu'à un certain degré, produit les maladies dans lesquelles il y a vigueur excessive, dites hypersténiques.

XVII. Le défaut des puissances incitantes occasionne les maladies de faiblesse directe, dites asténiques ; et de l'action trop prolongée ou illimitée de ces forces, naissent les maladies de débilité indirecte.

XVIII. La mort est l'effet de l'asténie directe ou indirecte, montée au plus haut point d'intensité.

XIX. Les maladies locales sont engendrées par la désorganisation d'un ou de plusieurs organes.

XX. L'incitation accrue ou diminuée dans un organe, l'est également dans tous les autres ; d'où il suit que la complication de différentes maladies ne peut jamais avoir lieu chez le même individu, dans un état permanent.

XXI. J'entends par médicament, tout ce qui, par son action sur l'organisme, est susceptible à éloigner la maladie dont il est affligé.

XXII. On divise les médicamens en *incitans* et en *affaiblissans;* les premiers accroissent, et les autres diminuent l'énergie de l'incitation.

XXIII. Les médicamens ne diffèrent entr'eux que par le degré. Il n'y a pas de remèdes spécifiques, narcotiques ou calmans.

XXIV. La curation de l'hypersténie exige l'emploi des débilitans, tels que la saignée, les purgatifs, les émétiques ;

les bains froids, les boissons aqueuses et acidules, les alimens végétaux sans forme fluide, &c.

XXV. L'asténie reconnaît pour cause une action trop faible des stimulans. Le traitement de la débilité, tant directe qu'indirecte, consiste uniquement dans l'application des remèdes stimulans ; en voici les principaux : les alimens nourrissans, tirés du règne animal ; les boissons spiritueuses, la chaleur, les bains chauds, le repos du corps, les sensations agréables.

Les médicamens les plus efficaces et les plus communs sont : le quinquina, la valériane, la canelle, les fleurs d'arnica, la serpentaire de Virginie, le camphre, le musc, le castoréum, l'éther sulphurique, la liqueur anodine d'Hoffmann, l'opium, &c.

XXVI. L'asténie directe, produite par une diminution absolue des stimulus, accumule l'incitabilité dans tout l'organisme ; mais plus l'incitabilité est abondante, moins elle supporte l'action des puissances incitantes. Il suit delà qu'il faut avoir soin, dans l'usage des médicamens stimulans, par en donner de très-petites doses rapprochées les unes des autres.

XXVII. L'asténie indirecte est due à une diminution relative des forces incitantes, ou à un épuisement trop considérable de l'incitabilité et de l'incitation; mais, plus l'incitabilité est consumée, plus doit être énergique l'incitament. Il faut donc commencer par administrer les stimulans les plus efficaces, et redescendre ensuite par degré aux stimulus les plus doux.

XXVIII. La nature ne peut guérir aucune maladie universelle, sans le concours des objets externes. Les crises et les jours critiques n'existent que dans l'imagination des médecins.

CHAPITRE Ier.

De la propriété excitante de la chaleur.

Le principe de la chaleur est un fluide très-subtil, très-rare, très-élastique, non-pesant, répandu dans tout l'univers; qui pénètre tous les corps avec plus ou moins de facilité; qui tend, lorsqu'il est libre, à se mettre en équilibre, et auquel on a donné successivement les noms de *principe inflammable*, *principe du feu*, *matière de la chaleur*.

On a donné de nos jours le nom de *calorique* à la substance qui produit la chaleur. Il est aisé de concevoir que le mot chaleur n'exprimait que la sensation que les hommes éprouvent en s'exposant au feu, ou par un effet né dans leur corps, et qu'il ne pouvait pas signifier rigoureusement la cause de cette sensation, ou la matière qui la produit. Le nom de calorique était nécessaire, sur-tout pour faire entendre comment ce corps, ou la cause de la chaleur et de la dilatation, peut être contenu dans une combinaison, sans y produire la sensation de chaleur; comment, sur-tout les matières les plus froides, en recèlent souvent une très-grande quantité : problême qu'il était réservé à la physique moderne de résoudre, et qui, en paraissant un paradoxe pour nos sens, est cependant, depuis sa solution, une clef très-utile pour pénétrer la cause d'une foule de phénomènes aussi importans qu'ils sont singuliers.

Le calorique peut exister dans le corps en deux états différens : dans celui de combinaison, et dans celui de liberté. Le *calorique combiné* est celui qui est enchaîné dans les corps par la force d'affinité ou d'attraction, et qui n'excite aucune chaleur sensible à nos organes. Le *calorique libre* est celui qui n'est engagé dans aucune combinaison, et qui excite une chaleur d'autant plus forte qu'il est plus abondant.

La chaleur est causée par le calorique libre, ou qui le devient ; elle est l'effet sur nos organes par l'introduction en nous du calorique qui se dégage des corps environnans. Lorsque nous touchons un corps froid, le calorique passe de notre main dans ce corps, et nous éprouvons une sensation de froid ; et au contraire, lorsque nous touchons un corps chaud, le calorique passe de ce corps dans notre main, et nous avons une sensation de chaleur. Mais si le corps et la main sont de la même température, nous n'éprouvons point de sensation, ni de froid, ni de chaud, parce qu'il n'y a point de transport de calorique.

Tous les physiciens regardent le froid comme la diminution de la chaleur dont on ne peut juger que relativement ; car on ne connaît point l'absence totale de la chaleur ou le froid absolu.

Je pose en principe que la force stimulante de la chaleur est en raison directe de son intensité ; et que le froid, comme un moindre degré de chaleur, jouit également d'une faible propriété fortifiante.

Personne n'ignore que le calorique est nécessaire à la conservation de la vie animale et végétale. Un degré modéré de chaleur incite, de la manière la plus avantageuse, tous les corps organiques, et les maintient dans un état de force et de santé ; mais, si le calorique diminue, il cause la faiblesse directe ; et s'il devient trop abondant, il produit dans les êtres vivans une énergie excessive, et bientôt la faiblesse indirecte.

La chaleur, sur-tout si elle est longtemps continuée, a des effets évidens sur notre corps et sur les substances qui le composent. Dans cet examen, il faut partager l'étendue des degrés supportables de chaleur en deux parts : l'une, qui comprend les degrés de chaleur qui n'excèdent pas la température naturelle du corps humain vivant ; l'autre, ceux qui excèdent cette température.

L'effet sensible de chaleur modérée sur le corps humain est une transpiration plus abondante, et même chez les personnes faibles, une sueur spontanée, sur-tout si ces personnes sont couvertes. Delà résulte la soif et le besoin de rendre aux fluides de notre corps l'eau de dissolution qu'ils ont perdue. Le visage et la peau se colorent, la circulation est animée, le pouls est vîte, élevé et plein, la respiration grande et précipitée, bref, toutes les fonctions s'exécutent avec vigueur et énergie. Mais lorsque la chaleur agit pendant long-temps, elle produit un état de langueur, c'est-à-dire qu'elle dispose à cette espèce de faiblesse qui est toujours l'effet des forces excitantes portées à un haut degré ; car les stimulus excessifs épuisent l'incitabilité, de telle sorte que l'incitation ne peut plus avoir lieu.

Tout le monde sait que l'on se sent fortifié par la chaleur lorsqu'on a été long-temps exposé au froid, et que l'excès de calorique, sur-tout si le froid a précédé, produit des maladies inflammatoires, telles que la péripneumonie, le coup de soleil, le rhumatisme aigu, &c.

La chaleur augmente le ton des fibres musculaires, et facilite ainsi la transpiration; mais elle peut aussi la supprimer, si elle est portée à un degré violent. L'incitation devenue alors trop énergique, accroît la densité de la fibre, et diminue le diamètre des vaisseaux cutanés. On observe ce phénomène dans la petite vérole et la rougeole, maladies dans lesquelles l'incitation est déja par elle-même considérable à la surface du corps, et où la chaleur peut être plus dangereuse que les médicamens stimulans, ordinairement si nuisibles en pareil cas. C'est par la même raison que, pendant les grandes chaleurs qui régnent en été dans les pays méridionaux, on se trouve si bien de tout ce qui peut tempérer cette chaleur, et diminuer l'énergie de l'incitation: les fruits, les végétaux acidulés, les limonades, et toutes les substances qui pourraient être nuisibles dans une saison froide, sont alors très-utiles.

Il n'en est pas de même lorsque la chaleur est trop considérable, ou qu'elle est continuée trop long-temps; elle occasionne alors la débilité indirecte; elle diminue la force et la densité des fibres musculaires; elle aggrandit le diamètre des vaisseaux. C'est ainsi que les habitans des pays chauds sont épuisés par des sueurs excessives, et sont obligés, pour prévenir les suites funestes d'une trop grande chaleur, de prendre une grande quantité de liqueurs spiritueuses, ou d'autres substances excitantes.

Les habitans de la campagne, exposés dans leurs travaux à la chaleur la plus vive, mêlent de l'esprit de vin à l'eau qui leur sert de boisson, et parviennent, par ce moyen, non seulement à arrêter les sueurs excessives qui les accablent, mais encore à se rafraîchir réellement.

C'est encore par la même raison qu'un verre de vin peut modérer singulièrement l'abondance de la sueur dans le moment où elle coule avec affluence.

Les habitans des pays où la chaleur est extrême, sont maigres, épuisés, paresseux, mous, despotiques; et l'esclavage des hommes qui entourent les riches et les princes, est plus un témoignage de leur indolence que de leur force.

Une chaleur excessive ou une chaleur modérée, trop long-temps continuée, consume à la fin l'incitabilité, et il n'en résulte plus qu'une faible incitation. C'est ainsi que, lorsque les Européens séjournent pendant quelque temps à Surinam, on observe au thermomètre une diminution dans leur température. Ce phénomène est dû à la faiblesse indirecte produite par la diminution de l'incitabilité, et à la transpiration abondante qui favorise le dégagement du calorique; aussi sentent-ils alors un grand besoin de réparer leurs forces par des stimulans actifs, tels que l'eau-de-vie. *Bruce* rapporte que les peuples de l'Abyssinie font un grand usage des épiceries, et sur-tout du poivre.

Dans les bains tièdes la respiration est

peu gênée, les vaisseaux extérieurs se gonflent peu à peu, le pouls devient plein, bat mollement, sa fréquence augmente, le visage se colore, on y remarque une légère moiteur, le baigneur urine abondamment, et souvent le sommeil s'empare de lui.

A l'égard du bain très-chaud celui qui y entre se sent affecté par une chaleur vive, sa peau rougit, son visage s'enflamme, une sueur abondante en ruisselle, les vaisseaux de la surface du corps se gonflent, les artères du cou et des tempes battent avec violence, le pouls qui d'abord est fréquent et élevé, le devient de plus en plus, s'affaiblit ensuite, et bat très-irrégulièrement avec la plus grande célérité. Il y a angoisse et serrement de cœur, la respiration est précipitée, le baigneur s'agite, il a des palpitations, une soif ardente le tourmente, il survient des battemens dans la tête, des étourdissemens, des vertiges et apoplexie.

La fréquence des bains trop chauds chez les Orientaux, donne naissance à une foule de maladies incurables : telles que les syncopes, les vomissemens, les maux de tête, des vertiges, des cardialgies, sur-tout chez les femmes délicates, chez qui le sang sort quelquefois par les yeux, le nez et la bouche; il leur cause aussi des fausses-couches, des hémorragies qui ont des suites funestes, quelquefois l'apoplexie, la phthisie, l'hydropisie, des péripneumonies nerveuses, l'asthme, le hoquet et les convulsions.

Les bains trop chauds de même que les bains trop froids anéantissent l'énergie vitale et l'incitabilité, et détruisent les parties sur lesquelles ils agissent immédiatement.

Le préjugé en faveur des boissons froides et contre les boissons chaudes, est si général, qu'il n'y a pas un médecin qui ne cherche à persuader aux femmes que le thé est relâchant et nuisible. Quoi qu'il en soit, le thé chaud excite la gaité, élève le pouls, calme la sensibilité extrême de plusieurs personnes; il produit souvent de bons effets dans les vices de la digestion, les maux de tête dus à la faiblesse de l'estomac. Les Chinois consomment une grande quantité de thé, et cependant ils sont spirituels, fourbes et rusés : ils sont exempts de la goutte ; ils ne connaissent ni ophtalmies, ni hémorragies, ni difficulté de respirer, ni dérangemens d'estomac, ni colique, &c.

La chaleur est l'amie bienfaisante du principe vital. C'est elle seule qui est en état de développer le premier germe de la vie. Lorsque l'hiver a plongé toute la nature dans un état semblable à la mort, il ne faut qu'un soufle chaud du printemps, et toutes les forces qui semblaient dormir, sont ressuscitées. Plus nous approchons des pôles, et moins nous trouvons de vie ; enfin nous trouvons des contrées où il n'existe absolument aucune plante, ni petit animal, mais où seulement des créatures d'un volume considérable, par exemple, des baleines, des ours, &c. peuvent conserver la chaleur nécessaire à la vie. Bref, là où il y a de la vie, il y a aussi de la chaleur dans des degrés plus ou moins forts, et il existe entr'eux une liaison très-importante et indestructible.

Echauffé d'une manière convenable, soit par la seule nature, soit par le secours

cours de l'art, l'intérieur de l'œuf commence à s'animer. Excitée par une douce chaleur, la matière qui environne le germe, s'insinue dans les petites ramifications, d'où elle passe dans le cœur dont elle augmente le mouvement. L'animal devient ainsi un être vivant. Il croît et se fortifie chaque jour par l'affluence de nouveaux sucs, plus nourrissans et plus travaillés, et il périt s'il est exposé au froid pendant quelque temps. La chaleur anime toute la machine en stimulant les fibres des organes et particulièrement celle du système vasculaire. Mais une chaleur trop forte ou trop continuée accélère les mouvemens de la vie, précipite son action et doit amener enfin la faiblesse et l'atonie.

Tous les animaux qui viennent de naître ont besoin d'une chaleur extérieure et uniforme, qui leur tienne lieu de celle dont ils jouissaient dans le sein de leur mère. Leur peau est trop délicate, l'organe de la transpiration est chez eux trop incitable pour supporter tout d'un coup les changemens de température auxquels ils se trouvent exposés dans le nouvel élément dont ils sont entourés. La chaleur animale, à la faveur de laquelle ils ont pris leur premier accroissement, leur est encore nécessaire pour continuer à croître et à prospérer. Aussi voyons-nous les petits poulets se réfugier fréquemment sous les aîles de leur mère. Les petits chiens et les petits chats, tous les quadrupèdes, tous les animaux qui ont le sang chaud, cherchent le même abris jusqu'à ce que la nature y ait pourvu, soit en garnissant leur peau d'un duvet ou d'une fourrure qui retarde la perte de leur propre chaleur, soit en leur donnant des forces qui les mettent en état de la réparer en courant et en se donnant du mouvement. Même dans le gros de l'été, dans les climats les plus chauds de la terre, ils ont tous le sentiment de ce besoin, et la mère toujours celui de le satisfaire.

L'enfant nouveau-né, à peine couvert d'une épiderme, sortant de l'eau et d'une température de 28 à 30 degrés, est très-incitable. Il a besoin d'être préservé du froid, d'être confié au sein de sa mère, et il a d'autant plus besoin de la chaleur de ce sein, dans lequel il doit aussi trouver sa nourriture, qu'il est plus faible et plus délicat. Qu'on ne se laisse pas abuser par des exemples illusoires; et que le succès d'un seul ne coûte pas la vie à plusieurs. Tous les enfans ne naissent pas égaux en force et en vigueur; tous ne doivent donc pas être soumis au même régime. La faiblesse de leurs parens influe souvent sur leur constitution; et la femme Samoïède qui roule son enfant nouveau-né dans la neige, n'est pas une autorité pour une dame française, élevée au milieu des commodités et des dangers du luxe.

En général l'impression du froid ne convient pas à l'enfant nouveau-né, encore moins s'il est faible, beaucoup moins s'il est malade; et là-dessus l'instinct des animaux doit éclairer notre raison.

Les plantes même, dont l'organisation a tant d'analogie avec celle des animaux, ne doivent qu'à la chaleur les fleurs et les fruits dont elles se parent, et dans l'hiver elles périssent ou du moins tombent dans l'engourdissement.

Le froid et la sécheresse produisent

dans les plantes une faiblesse directe : une humidité trop abondante donne lieu à la faiblesse indirecte. Les rayons du soleil favorisent la végétation ; mais s'ils agissent avec trop de force ou pendant long-temps, ils produisent les maladies hypersténiques, ou la débilité indirecte, si leur stimulus est porté au dernier degré d'intensité. La nuit, et le vent frais qui l'accompagne, préservent les végétaux des mauvais effets d'une chaleur excessive.

L'action affaiblissante du froid est très-nuisible à la végétation. Nous voyons quelquefois des arbres donner les plus belles espérances pendant leur floraison, et perdre leurs fruits avec la plus grande facilité, lorsque le froid continue. Le laboureur préfère les années chaudes aux froides. Les fleurs sont moins odorantes, et les fruits ont moins de saveur dans les terrains humides.

Les climats situés sous l'équateur ou voisins de la ligne équinoxiale, sont chargés de végétaux durs, ligneux, colorés, odorans, nourrissans et aromatiques : c'est la patrie des bois durs, des feuilles très-foncées et souvent solides, des huiles volatiles, des résines, du principe camphré, des aromates, des plantes très-rapides et très-médicinales, et même des poisons végétaux les plus terribles.

Au contraire, dans les pays froids, les végétaux montrent par-tout un tissu lâche, mou et aqueux, des tiges ou des jets herbacés, élancés, sans vigueur, sans saveur, sans couleur. Leurs fibres abreuvées de liquide et comme œdémateuses, ne prennent jamais le caractère ligneux. Leur goût est toujours fade et aqueux; jamais elles ne deviennent aromatiques et parfumées.

Quelle différence entre les facultés des animaux des pays froids et de ceux des pays chauds! On voit, dans le nord, l'ours marcher à pas lents et avec pesanteur. Les oiseaux n'offrent dans ces régions que des couleurs sombres, tandis que les pays chauds fournissent les animaux les plus vifs, tels que le tigre, le lion, &c., et que les oiseaux y sont ornés des couleurs les plus brillantes.

De tous les chevaux que l'on connaisse, les plus légers et les plus vigoureux, sont, sans contredit, ceux qui viennent d'Arabie. Après les chevaux arabes, les chevaux d'Espagne doivent tenir le premier rang.

Les chevaux d'Islande, au rapport des voyageurs, sont courts, trapus et petits. Il semble que le froid de ces climats retarde l'accroissement de toutes les productions de la nature.

La plupart des habitans des pays chauds, excepté les Asiatiques énervés par le luxe et la mollesse, sont plus robustes que ceux des pays froids. Chacun sait que les Groenlandais sont les plus difformes et les plus faibles des hommes. On sait aussi que la couleur blanche, chez les hommes comme chez les animaux, indique toujours un manque de force : or, dans les pays septentrionaux, les animaux sont tout blancs, et les hommes ont le teint blafard. Quelle force, au contraire, quelle énergie dans le noir Africain ! Avec quelle incroyable facilité ne supporte-t-il pas les travaux les plus accablans ? J'ai connu des nègres, dit l'illustre Weikard, dont la force est au-dessus de ce qu'on peut imaginer; j'ai connu des Italiens, des Portugais, des Persans, avec lesquels un très-petit nombre d'habitans du nord aurait osé se mesurer.

Qui peut ignorer que les sciences, les beaux arts, et le luxe qui vient à leur suite, ont pris naissance dans les pays méridionaux tempérés, et que c'est dans ces climats qu'ils continuent à fleurir?

Dans les climats les plus chauds de l'Asie, de l'Afrique et de l'Amérique, la plupart des filles sont pubères à dix et même à neuf ans; l'écoulement périodique, quoique moins abondant dans ces pays chauds, paraît cependant plutôt que dans les pays froids.

Spallanzani (*Opusc. de phys. anim. et végét. part.* 2, *chap.* 6.) ayant plongé dans la neige plusieurs grenouilles auxquelles il avait ouvert le cœur et l'aorte, les trouva au bout de dix minutes engourdies, immobiles et comme mortes par le froid. Il les remit encore dans la neige, où elles achevèrent de perdre le mouvement et toutes les apparences de la vie. Il les transporta ensuite dans un lieu chaud, et il les vit s'alonger peu-à-peu, se mouvoir, ouvrir les yeux, puis essayer de s'enfuir. Il eut la curiosité de les couvrir de neige à diverses reprises, et toujours il observa les mêmes phénomènes. Il répéta ces expériences sur des animaux qui n'avaient point été dépouillés de leur sang, et le résultat fut constamment le même, c'est-à-dire, qu'ils furent amortis par le froid, et qu'ils reprirent de l'activité par la chaleur. *Réaumur* a fait geler des chenilles au point d'être roides; et, en les exposant à une douce chaleur, il a pu les rappeler à la vie. (*Voyez Réaumur, histoire des insectes*).

L'exemple suivant, qui est nouveau et décisif, sur la vertu excitante de la chaleur et sur son pouvoir extraordinaire, de conserver et d'inciter la vie, mérite d'être connu. Le 2 août 1790, un carabinier, appelé *Petit*, se précipita, tout déshabillé, par la fenêtre de l'hôpital militaire de Strasbourg, dans le Rhin. Ce ne fut qu'à trois heures de l'après-midi qu'on s'apperçut qu'il manquait, et il avait été plongé dans l'eau

plus

plus d'une demi-heure lorsqu'on l'en retira. Il était entièrement mort en apparence. On ne fit que le mettre dans un lit bien chauffé, la tête élevée, les bras à côté du corps, et les jambes tout-à-fait rapprochées. On se contenta de lui appliquer continuellement des linges chauds, sur-tout sur l'estomac et les jambes. On plaça de même, dans différens endroits du lit, des pierres chaudes enveloppées de linge. Après sept ou huit minutes, on apperçut un petit mouvement aux paupières supérieures. Quelque temps après, la mâchoire inférieure, qui jusqu'alors avait été fortement appliquée contre la supérieure, s'en sépara; il sortit de l'écume de la bouche, et Petit fut en état d'avaler un cuillerée de vin. Le pouls se rétablit, et une heure après il put parler. Il est évident que, dans la mort apparente souvent produite par un froid rigoureux, la chaleur agit d'une manière aussi efficace que dans le premier développement de la vie, elle nourrit la plus petite étincelle de ce qui reste encore de vie, elle la rallume et finit par en renouveller la flamme.

Les personnes avancées en âge se trouvent bien des climats chauds; leur incitabilité est déjà détruite en partie, et la chaleur devient pour elles un stimulus salutaire qui soutient et excite l'action du principe vital. Lorsque l'Italien a passé cinquante ans, il est presque certain de parvenir à quatre-vingts. Dans les pays froids, au contraire, les vieillards sont sujets à un grand nombre d'affections asténiques. Les hémorroïdes, l'apoplexie et les maladies de faiblesse y sont très-communes. Dans ces climats, le froid produit la faiblesse qui donne lieu à ces maladies, ou du moins il entretient une prédisposition qui les fait naître, lorsque d'autres forces nuisibles débilitantes agissent sur le corps. Les habitans de ces contrées ont un sang peu abondant; l'incitation est, chez eux, moins énergique, et ils ne peuvent supporter autant de saignées que les Italiens. Le froid est, de toutes les causes affaiblissantes, celle qui contribue le plus à produire le scorbut. Aussi n'observe-t-on cette maladie que dans les pays du nord et sur les côtes froides et maritimes.

L'âge amène un refroidissement progressif dans nos organes. Pendant la vieillesse, on redoute les températures froides qui affaiblissent, éteignent peu-à-peu les forces vitales; on recherche les climats chauds qui les excitent et les soutiennent. On a observé que le froid éteint le sentiment de l'amour chez la plupart des animaux, et qu'il enraye l'action des organes par le secours desquels ils pourraient le satisfaire.

Les bains sont utiles à l'homme dès les premiers momens de son existence. Les bains tièdes conviennent aux enfans du premier âge, pour faciliter le développement de leurs vaisseaux. Les vieillards trouvent dans l'usage des bains un peu chauds, le moyen de retarder la rigidité de leurs fibres et de prolonger leur vie. C'est particulièrement aux femmes de villes que conviennent les bains tièdes, parce qu'elles ont les nerfs très-délicats et très-sensibles.

On sait qu'après un exercice violent, les individus qui s'y sont livrés, et qui ont beaucoup perdu par la transpiration, se délassent et recouvrent une partie de leurs forces par le bain chaud et par le lit.

Les bons effets du bain chaud, dans les fièvres nerveuses et putrides, sont déja généralement connus. *Lentin*, *Marcard*, *J. Frank*, *P. Frank*, *Marcus*, *Thomann*, *Hufeland*, *Brera*, *Ræschlaub*, *Weikard* et d'autres médecins célèbres, l'ont recommandé d'après leur propre expérience. Le bain chaud, comme on le sait depuis long-temps, est le meilleur remède contre le rhumatisme asténique, parce qu'il agit immédiatement sur la partie malade.

On pourrait citer à Paris, dit l'illustre *Macquart* dans l'Encyclopédie méthodique, article *bain tiède*, plusieurs vieillards qui doivent aux bains chauds d'avoir prolongé une carrière que les excès de leur jeunesse auraient dû raccourcir beaucoup.

Les bains chauds sont très-salutaires dans tous les cas où il faut fortifier, calmer des douleurs de tête opiniâtres, remédier à des affections spasmodiques, à des douleurs néphrétiques, à des phrénésies asténiques, des insomnies, des vertiges ; ils sont utiles dans les inflammations passives, la jaunisse, les pâles couleurs, dans toutes les maladies chroniques; ils produisent les effets les plus heureux dans la goutte, les fièvres intermittentes, &c.

On prend aussi les bains des eaux thermales chaudes. Ils réussissent merveilleusement dans les maladies chroniques qui sont accompagnées de maladies à la peau; ils font cesser les douleurs de la goutte, du rhumatisme nerveux, la stupeur, les contractions, ou le tremblement des membres.

Dans les douleurs asténiques des articulations, les malades éprouvent toujours un grand soulagement dans le bain chaud ; mais, lorsqu'ils en sortent, les douleurs deviennent ordinairement plus violentes ; ce qui est dû à l'action débilitante du froid qui succède à la chaleur.

Le sable échauffé par les rayons du soleil, sur le bord de la mer ou d'une rivière, est un bain recommandé contre les douleurs de la goutte, du rhumatisme asténique et l'enflure œdémateuse des extrémités. Le son et les feuilles de l'aune échauffés dans un four, à un degré de chaleur supportable, produisent le même effet.

On employait autrefois des bains dont on fait fort peu d'usage aujourd'hui, tels que les bains de cendres, qui ne pouvaient réellement servir qu'à appliquer un certain degré de chaleur à quelque partie du corps; c'est ainsi qu'on emploie encore les cendres chaudes pour rappeler les noyés à la vie.

Les pédiluves sont une espèce de bain chaud, qu'on prend en mettant les pieds et les jambes dans l'eau jusqu'au genou. Ces bains opèrent des effets merveilleux dans les douleurs spasmodiques de la tête, dans les fluxions asténiques des yeux, l'asthme convulsif, la suppression des règles, les palpitations de cœur, les fièvres nerveuses, le délire violent, &c.

Le bain de vapeurs augmente la transpiration, réchauffe le corps, le rougit vivement, accélère le pouls et le rend petit. Ce bain est un des plus efficaces qu'on puisse employer dans les maladies de la peau, lorsque le bain chaud n'a pas été aussi utile qu'on l'aurait desiré.

Les bains de vapeurs sont les meilleurs de tous les remèdes, lorsqu'il s'agit de résoudre promptement. C'est ainsi qu'ils guérissent les gonflemens des os, les contractions, les épuisemens, les roideurs des articulations : on en éprouve souvent de bons effets dans les douleurs véhémentes, les engorgemens, l'endurcissement des glandes, les maux de gorge, les embarras de la matrice, &c.

La douche est une espèce de bain qui consiste à laisser couler de haut en bas, par une fontaine naturelle ou artificielle, un certain volume d'eau, avec une force déterminée, sur différentes parties du corps humain.

La douche d'eau tiède produit de très-bons effets sur les tumeurs inflammatoires asténiques. On a l'expérience que cette douche a dissipé des tumeurs goutteuses et scrophuleuses.

Les bains d'enveloppe conviennent dans toutes les maladies asténiques, où l'on ne peut faire usage des bains généraux.

L'usage des fomentations est fort étendu ; on les prescrit dans les douleurs asténiques de toutes les parties, le météorisme, l'inflammation passive, &c. des yeux, dans les obstructions du foie, de la rate et des autres viscères, dans la colique, la néphrétique, la goutte, dans les différentes tumeurs, pour exciter les règles, pour arrêter les hémorragies, dans la diarrhée et la dyssenterie, &c.

La chaleur est bonne dans le rhumatisme chronique, la sciatique, la paralysie, les faiblesses musculaires, les vieux ulcères, les congestions qui sont la suite des coups, des piquures, des contusions, &c. Le régime chaud est très-essentiel pour la guérison prompte et radicale de la diarrhée et de la dyssenterie, qui sont presque toujours dues à une débilité directe de la fonction vitale.

Qui ignore les effets salutaires des boissons tièdes dans la dyssenterie, les fièvres nerveuses, les hémorragies, les affections asténiques de la poitrine, telles que la péripneumonie nerveuse, l'asthme convulsif, &c.?

Les voyages dans les climats chauds, sont un moyen très-efficace pour guérir les fièvres intermittentes rebelles, l'hypocondrie, l'hystérie, la mélancolie et la goutte, qu'on chercherait en vain à guérir dans les pays très-froids.

Aucun médecin ne s'est jamais avisé de prescrire le régime chaud, les boissons tièdes et les bains chauds dans les maladies hypersténiques parvenues à un haut degré de violence, telles que la péripneumonie, le rhumatisme, la petite vérole, la rougeole, la scarlatine produites par l'énergie trop exaltée de l'incitation : ils ne manqueraient pas d'aggraver ces maladies et de les changer bientôt en faiblesse indirecte.

Les observations des plus grands médecins nous apprennent que les maladies inflammatoires sont infiniment plus communes dans les pays chauds que dans les pays froids. Dans le désert de Zarizyn, où en été le thermomètre va jusqu'à 140 degrés de Pharenheit, il règne des maladies aiguës et exanthématiques d'un caractère très-violent ; *Frank* les a trouvées très-fréquentes en Italie, et assez rares dans le nord de l'Allemagne ; en Russie, les médecins les connaissent à peine de nom : en général, sur deux cents malades, il ne s'en trouve pas un attaqué d'une fièvre inflammatoire.

L'expérience nous apprend aussi que les maladies, par asténie directe, sont beaucoup plus fréquentes en hiver qu'en été. Il suffit, pour s'en convaincre, de consulter les registres de grands hôpitaux, et l'on verra que les fièvres nerveuses et putrides, la goutte, les péripneumonies asténiques, les hémorroïdes, les hémorragies, les pâles couleurs, les convulsions, sont les maladies ordinaires des hivers rigoureux.

Les personnes faibles sont ordinairement malades en hiver, et ne se rétablissent qu'aux approches de l'été; elles se réjouissent lorsque les premières chaleurs se font sentir, et leur ramènent l'espérance ou d'une guérison complette; ou du moins d'un adoucissement à leurs maux.

La goutte, qui est une maladie asténique, attaque pour l'ordinaire à la fin de janvier ou au commencement de février, et les accès cessent en été.

La peste, les maladies pestilentielles, les dyssenteries épidémiques font leurs plus grands ravages en hiver, elles diminuent de violence à l'approche du printemps, et disparaissent souvent entièrement en été.

Le climat le plus favorable à l'économie animal, est celui'où il y a un degré modéré de chaleur. C'est à une distance à peu près égale de l'équateur qu'il faut chercher les hommes les plus beaux, les mieux faits et les plus sains; ils sont reconnaissables à la blancheur du teint, la régularité des traits, l'expression de la physionomie, la juste proportion des organes, l'équilibre des forces, l'harmonie des fonctions, la sagacité, le courage, la rareté des maladies, la tranquillité de l'ame, &c.

Les bains chauds sont d'un usage aussi ancien que le monde; tous les peuples les ont regardés comme un moyen de conserver la santé, et comme des lieux propres à prendre des exercices utiles et à se rafraîchir des fatigues qu'ils venaient d'essuyer. Moïse en faisait une pratique religieuse. Les Mahométans suivent à cet égard les traces du peuple de Dieu : chaque Musulman se lave tous les jours, soit parce que la religion le lui ordonne, soit par propreté, soit par sensualité ou par luxe.

Les bains étaient très-usités chez les Egyptiens, et les Grecs en parlaient déja dans les temps fabuleux de leur histoire.

Il est probable que les Grecs furent les premiers qui s'avisèrent d'avoir des bains particuliers, et que les Romains, leurs imitateurs en tout, ne manquèrent pas de les copier en ce point, et de les surpasser en magnificence ; car, avant qu'ils eussent quitté leur genre de vie dure et austère, ils n'avaient point d'autre bain que le Tibre, où ils allaient journellement se laver et s'exercer à la nage. Les bains étaient ordinairement placés à côté des gymnases ou palestres, parce qu'en sortant des exercices, on allait immédiatement se jetter dans le bain. *Homère* en parle dans plusieurs endroits de ses poëmes ; il fait raconter à Ulisse que Circé l'avait délassé de ses fatigues en lui préparant un bain d'eau échauffée dans un métal éclatant. *Celse* nous apprend qu'à Rome, dans les premiers temps, on craignait les bains ; mais qu'*Asclépiade*, dont il était le disciple, les ordonnait avec beaucoup plus de hardiesse. L'on sait à quel point ils étaient usités dans cette ville et dans toute l'Italie, à mesure que le luxe y fit des progrès. *Tacite* dit que les Allemands se baignaient de préférence dans l'eau chaude, parce qu'ajoute cet historien, l'hiver règne dans leur pays presque toute l'année.

Les bains étaient indispensablement nécessaires dans l'antiquité, où l'usage des souliers n'étant pas introduit, on marchait nu-pieds, où celui du linge n'étant pas commun, on était obligé de se laver fréquemment pour entretenir la propreté.

Les Grecs et les Romains faisaient laver leurs morts avec de l'eau chaude, qu'ils regardaient comme le meilleur moyen de les rappeler à la vie.

Platon regarde comme avantageux que les établissemens publics des bains chauds soient fixés par des lois particulières. Les anciens, et principalement les Romains, se baignaient dans un jour à peu près autant de fois que nous nous lavons les mains. *Laurent Joubert*, qui a fait des recherches très-savantes sur l'antiquité, a réuni un grand nombre d'exemples des Romains illustres qui se baignaient habituellement, sur-tout en été, quatre, cinq, six, et jusqu'à huit fois dans un jour. Chacun se baignait au moins une fois par jour.

On regardait la privation du bain comme une preuve de l'austérité de la vie des quelques prêtresses de la Grèce.

Les principaux bains des Romains étaient chauds; on en peut juger par leur construction, dont on voit encore quelques superbes restes à Rome et à Pompeya.

Je ne prétends pas assurer que des bains aussi fréquens fussent chacun d'une heure de durée. Quelques-uns n'avaient pour objet que de se laver le corps, comme cela se pratique encore chez les Orientaux. Il paraît cependant que la sensation agréable, produite par les bains, les faisait quelquefois prolonger; et ceux qu'ils prenaient pour raison de santé étaient d'une durée convenable; ils auraient donc dû observer l'action affaiblissante des bains tièdes; mais on ne trouve aucune trace de preuves qu'ils aient eu cette opinion de leur usage modéré.

Les Orientaux sont encore aussi partisans des bains chauds que l'étaient leurs aïeux; on peut s'en convaincre dans l'ouvrage de Timony sur les *bains orientaux*, et dans les relations de plusieurs voyageurs: leurs bains sont, à la vérité, plutôt des lotions ou des bains de propreté; mais c'est toujours de l'eau chaude dont on fait l'application sur le corps.

Ils sont si loin de penser qu'un bain chaud relâche et affaiblisse, qu'ils y ont le plus souvent recours pour se rafraîchir à la suite d'un voyage long et pénible; et celui qui dans nos contrées prendra un bain, après avoir voyagé au soleil ardent d'un jour d'été, éprouvera qu'ils conviennent également à nos climats, quoique moins chauds.

Les allégories des anciens s'accordent avec l'usage si étendu des bains chauds; pour nous prouver le cas qu'ils en faisaient, ils honoraient les sources chaudes comme un second Apollon sur la terre : *Aristote* dit qu'on les nommait *Sacerrima*. Loin de regarder les bains chauds comme affaiblissans, ils les avaient dédiés à Hercule, le dieu de la force. Toutes les eaux chaudes, dit *Athénée*, qui jaillissent de la terre et qui servent aux bains, sont consacrées à Hercule ; quelquefois les bains chauds portaient le nom de ce demi-dieu. Les bains situés près de Mehadia, dans le Bannat de ce nom, autrefois la Dacie, sont connus sous le nom de *bains d'Hercule*, comme le prouvent une grande quantité d'inscriptions encore existantes. *Suidas*, *Eusthius* et d'autres anciens écrivains employaient l'expression des *bains d'Hercule* comme synonyme de bains chauds. On ne trouve que des sources chaudes dédiées à Hercule, et pas une seule froide ; il passait pour les avoir découvertes le premier, et pour leur devoir toutes ses forces qu'il reparait par un bain, lorsqu'elles étaient épuisées par ses grands travaux. Ainsi l'on raconte que Minerve fit jaillir de la terre un bain chaud, pour rafraîchir et délasser Hercule, lorsqu'après un très-long

long voyage il eut amené les bœufs de Gérion à travers la Sicile ; ou bien, comme le rapporte l'ancien poëte *Lisandre*, cette déesse fit jaillir pour lui, du sein de la terre, les bains des Thermopiles sur les bords de la mer.

Il n'est pas difficile à trouver le sens de ces allégories. Nous ne chargerons pas des peuples raisonnables et conséquens de l'inculpation d'une absurdité aussi grande, que celle de consacrer au dieu de la force ce qu'ils auraient cru un affaiblissement aussi actif.

Il est donc hors de doute qu'ils avaient des bains chauds une opinion toute différente de la nôtre, et qu'ils les regardaient comme capables de fortifier le corps : le grand usage qu'ils en faisaient, les mettait certainement en état d'en juger.

Que les anciens, à raison de la sensation agréable, les aient regardés comme voluptueux, qu'ils aient pensé que leur trop fréquent usage ramollissait et rendait plus sensible à l'action d'un temps rigoureux, il ne s'agirait toujours ici que de l'abus et de la mollesse au moral plus que de l'affaiblissement physique. Les guerriers les plus endurcis n'en devenaient pas physiquement moins robustes, mais moins propres à soutenir les dangers et la continuation de la guerre.

De tout temps on s'est beaucoup baigné en France et en Italie, mais nulle part plus qu'en Suisse.

On sait combien les bains de vapeurs sont d'un usage général dans le nord de l'Europe, tant comme remèdes, que comme diététiques ; ils sont un des besoins du peuple : on en trouve dans chaque village, et le soldat russe ne s'en prive pas volontiers hors de chez lui. Chaque individu en prend au moins un par semaine, et cela paraît être accommodé au besoin du climat. Jusqu'aux Sauvages du nord de l'Amérique, dans la Pensylvanie, les emploient habituellement dans les maladies asténiques, si l'on en croit le missionnaire *Loskiel*.

On trouve une grande quantité de bains de vapeurs en Angleterre, et particulièrement à Londres, où ils sont fort usités.

On fait dans plusieurs pays un usage

fréquent de ces bains de vapeurs artificiels et naturels, dans bien des maladies; mais pas autant que dans le nord, et jamais comme diététique.

Hippocrate parle souvent des bains chauds comme d'un remède très-usité et très-utile dans un grand nombre de maladies. Les bains ne diminuent pas seulement les douleurs asténiques, ils calment les mouvemens spasmodiques et convulsifs : il dit d'eux, dans un aphorisme, qu'ils sont d'un grand secours contre le frisson des fièvres intermittentes, la roideur, les tiraillemens et l'éréthisme. Différens médecins parmi les anciens, faisaient usage des bains dans les maladies convulsives, le spasme, le vomissement spasmodique.

Celse vante l'usage des bains chauds dans les fièvres lentes, et il défend les boissons froides à ceux qui sont faibles et fatigués.

Savonarola, de Padoue, recommande les bains chauds contre la paralysie, les affections nerveuses et articulaires : il croit les bains chauds utiles dans les fièvres étiques, et à la fin des fièvres nerveuses et putrides. Il vante l'efficacité des bains d'eaux minérales dans les cas des spasmes, dans les coliques.

Avicenne recommande de laver tous les jours les nouveau-nés avec de l'eau tiède.

Aëtius était très-porté pour les bains chauds, les conseillait aux gens qui mènent une vie passive ou qui sont fatigués, et sur-tout aux vieillards. Il les recommande dans les fièvres, sur-tout dans celles qui sont la suite des sollicitudes et des veilles. Il croit avantageux aux gens faibles et maigres d'employer les bains chauds, et même à ceux qui tombent dans le marasme.

Paul d'Egine a prescrit, avec les succès les plus heureux, les bains chauds dans les fièvres nerveuses.

Siccus de Crémone recommande aux personnes faibles de s'abstenir du bain froid, et de faire usage des bains tièdes.

Galien recommande les bains chauds dans les maladies de faiblesse, et les bains froids dans les maladies inflammatoires.

Prosper Alpin conseille les bains tièdes dans les fièvres nerveuses, et les froids dans les maladies hypersténiques.

Baglivi assure que les anciens n'ont dû leur santé et leur vieillesse prolongée au-delà d'un siècle qu'à l'usage fréquent des bains chauds. Galien cite plusieurs individus parvenus à une grande vieillesse, qui faisaient un usage journalier des bains; il fait mention aussi d'un célèbre philosophe, péripatéticien, remarquable par un phénomène bien singulier, c'est qu'il avait la fièvre tous les jours qu'il s'abstenait du bain.

Orébale, médecin de l'empereur Julien, dit des bains chauds: qu'ils sont les plus sûres et les meilleurs de tous les bains, qu'ils conviennent également aux femmes faibles, aux enfans et aux vieillards.

Sanchez prétend que les anciens étaient plus vigoureux que nous, parce qu'ils faisaient usage des bains chauds; mais cette assertion est exagérée.

Suidas, qui parle entièrement d'après les anciens, dit que les bains sont un rafraîchissement après le travail, mais qu'ils disposent le plus sûrement à la volupté et à la mollesse ceux qui en prennent trop fréquemment. Il ne dit en aucune manière qu'ils sont affaiblissans.

Bruce, auteur d'un voyage en Afrique, confirme le témoignage des anciens sur la vertu fortifiante du bain chaud. Voici ses paroles : « Lorsque j'étais brûlant, et épuisé de sueurs jusqu'à la » défaillance, je prenais un bain chaud, » et je me trouvais à l'instant aussi vigoureux que je l'avais été le matin à » mon lever. Quelqu'un m'objectera » peut-être que la chaleur du bain doit » accabler et affaiblir ; mais je puis affirmer qu'il en est tout autrement. »

Falconer et *Lée*, médecins de Bath en Angleterre, assurent que leurs malades se sentaient plus vifs et plus vigoureux les jours où ils prenaient des bains chauds.

Volney (voyage en Syrie) raconte qu'en Egypte la peste (maladie de faiblesse) règne en hiver, et disparaît en été.

Thierry guérit un ambassadeur français, résidant à Madrid, d'une colique goutteuse, accompagnée de constipation et de symptômes les plus terribles, en le plongeant à plusieurs reprises dans un bain chaud.

Cocchi, célèbre médecin italien, rapporte qu'Hérodote et Agathinus, qui vivaient avant Galien, faisaient un grand usage des bains chauds.

Celse et *Lieutaud* conseillent sans différer, et presque sans relâche, d'avoir recours aux bains chauds dans toutes les maladies de faiblesse.

Il est encore également important dans les fièvres intermittentes. C'était l'avis de *Celse*, de *Sydenham*, de *Boerhave*, qui voulaient par-là prévenir le frisson et les horripilations.

La pratique fournit quantité d'exemples de malades qui ont été guéris de la fièvre intermittente, et d'autres maladies de faiblesse, en prenant un air chaud, lorsque tous les autres remèdes avaient été inutiles.

Huxham recommande particulièrement que la chaleur du bain n'excède point celle du corps, lorsqu'on en fait usage dans les asténies.

Astruc le recommande beaucoup contre l'hystérisme, qui est une maladie asténique.

Fernel et *Galien* baignaient dans les fièvres nerveuses, intermittentes et putrides.

Hippocrate, *Galien*, *Aëtius*, *Sennert*, *Rivière* et les médecins les plus modernes, ont recommandé l'usage du bain tiède dans l'ophtalmie asténique.

Le Vaillant raconte que, pendant son voyage dans l'intérieur de l'Afrique, il fut atteint d'une fièvre nerveuse violente, dont il s'est guéri promptement par l'usage des bains chauds.

Weikard rapporte qu'en Russie les domestiques, et en général la classe pauvre des habitans attaqués de fièvres putrides, et qui n'ont pas le moyen de se faire traiter méthodiquement par les médecins, prennent au hasard les bains de vapeurs qui ont toujours de bons succès.

Le célèbre *Lentin* est un des médecins modernes qui recommandent les bains chauds dans le *typhus* et la fièvre nerveuse (*Memorabilia circa aerem, vitae genus, sanitatem et morbos clausthaliensium.*)

Joseph Frank se sert aussi avec avantage du bain chaud dans le typhus. Cependant

pendant toutes les fois qu'il excite une sueur abondante, il l'abandonne, de crainte qu'il ne produise la faiblesse qui suit ordinairement les sueurs excessives.

L'illustre *Reil* prescrit les bains tièdes dans les fièvres nerveuses, et dans toutes les maladies de faiblesse.

Feriar rapporte que le bain chaud a produit des effets merveilleux dans une manie asténique.

Sydenham et *Grant* ont vu que les fièvres d'accès (des maladies de débilité directe) qui surviennent pendant l'automne, tendent à se prolonger et à dégénérer en affections chroniques; tandis qu'au contraire celles qui arrivent au printemps vont toujours en abrégeant leurs intervalles, et prennent toutes les allures d'une maladie aiguë.

Savari a observé qu'il n'est point de peuple qui fasse un plus grand usage de bains de vapeurs que les Egyptiens, et qu'il n'y en a point où les poitrinaires soient plus rares.

Warner assure que dans les pays très-chauds, on pratique impunément des opérations cruelles qui, dans nos climats, seraient suivies d'accidens graves par la commotion du systême nerveux.

Cullen dit que les fomentations sont avantageuses dans le tétanos, la jaunisse accompagnée de douleur; qu'appliquées sur l'abdomen elles modèrent les douleurs dans la dyssenterie. Il assure que le bain chaud est très-utile dans la mélancolie, l'hypocondrie, l'hystérie, la rougeole maligne, le rhumatisme chronique, la suppression des règles, le tétanos, la dyssenterie, la fièvre nerveuse, l'amenorrhée, la colique, et que les fomentations dans le rhumatisme aigu (hypersténique) aggravent plutôt les douleurs qu'elles ne les diminuent.

Prosper-Alpin remarque qu'en Egypte même, malgré les maladies qui la désolent en certain temps, on voit un grand nombre de nonagénaires. *Lind* dit qu'on voit aussi, dans le royaume de Maroc, beaucoup d'hommes d'un âge très-avancé, même parmi ceux qui sont originaires d'Europe.

Celse recommande le bain de vapeurs dans les hydropisies.

Rivière dit que dans celles du bas-ventre et de poitrine, il a rendu les plus grands services, en se servant de la vapeur de l'esprit de vin.

Ledran a prescrit avec succès les fomentations tièdes dans les ophtalmies asténiques, et les douches d'eau chaude dans les tumeurs blanches rhumatisantes.

Fréderic Hoffmann recommande le bain chaud dans la manie asténique; et *Sydenham* vante beaucoup l'application chaude d'une flanelle, pour dissiper les douleurs goutteuses.

Sparmann a employé avec succès le bain de vapeurs, au Cap de Bonne-Espérance, contre la goutte. *Marcard* dit: J'ai vu nombre de cas où elle s'était jetée avec tant de violence sur les genoux et sur les articulations des bras, qu'il en serait certainement résulté anchilose, si cet accident n'eut été prévenu par l'usage des bains de vapeurs.

Les bains tièdes sont salutaires dans les douleurs violentes, provenant d'ordinaire d'une asténie directe. *Hippocrate, Celse* et *Paul Æginète* les conseillent dans les affections douloureuses et spasmodiques; les *Arabes*, de même qu'*Avicenne*, disent que le bain est d'un puissant secours contre les douleurs de colique.

Mead assure que le bain chaud entier est, dans la colique des peintres, d'un bien plus grand secours que les cataplasmes farineux auxquels de *Haen* semble donner la préférence. *Huxham* a prescrit les demi-bains dans les coliques occasionnées par les pierres de rein. *Lieutaud*, *Tronchin* et *Starck* ont aussi recours aux bains chauds dans cette terrible maladie. *Boursier* recommande expressément les bains, dans la vue de calmer les douleurs; et le médecin anglais *Porter* dit, en propres termes dans le troisième volume d'*Essais d'Edimbourg*, que quoique le bain n'eût jamais produit qu'un soulagement momentané, au moins les douleurs atroces avaient été diminuées pendant toute sa durée.

On sait trop à quel point les bains adoucissent les cruelles douleurs des voies urinaires, pour qu'il soit nécessaire d'en citer des exemples en preuve;

tous les médecins expérimentés, ceux même qui n'ont que l'habitude d'une bonne pratique, n'ignorent point ce fait.

Personne ne révoquera en doute les excellens effets des bains chauds dans les douleurs les plus cruelles de toutes, celles de la pierre. Tous les bons écrivains sont d'accord là-dessus. *Alexandre* de Tralle, *Arétée* et d'autres le témoignent. *Fréderic Hoffmann* rapporte qu'il a eu l'occasion d'observer un malade tourmenté de douleurs atroces, causées par une pierre arrêtée dans le canal de l'urètre; qu'aussi long-temps qu'il restait dans un bain tiède, les douleurs le quittaient entièrement.

Les anciens connaissaient peut-être mieux que nous l'effet des bains sur les douleurs. *Hippocrate* dit, en plusieurs endroits de ses ouvrages, et généralement : l'eau chaude calme les douleurs. Il y a des cas (qui font exception) où les bains ne produisent pas cet effet, et d'autres où ils ne conviendraient pas, comme, par exemple, dans certains maux de tête.

Lieutaud, *Lorry*, *Pomme*, *Marteau*, *Raulin*, *Tissot*, &c. ont employé avec beaucoup de succès les bains tièdes dans le cas de spasme, de convulsions, &c. *Pomme* dit, entr'autres, qu'il a vu des suffocations hystériques céder, comme par enchantement, à un bain de jambes; et l'on sait que *Whytt* calma subitement une toux spasmodique, en faisant mettre les pieds dans l'eau chaude. Combien de fois n'ai-je pas vu, dit le célèbre *Marcard*, les accès d'histérisme les plus violens calmés par les bains d'eau tiède? Depuis que les bons effets du bain chaud me sont connus dans la fièvre nerveuse et les autres maladies de faiblesse, je les traite beaucoup mieux. Il est arrivé souvent, à Pyrmont, des personnes attaquées de fièvre nerveuse; à voir quelques femmes, on les aurait jugées phthisiques : d'autres personnes attaquées d'hypocondrie étaient, avec cela, dans un état d'agitation, de vivacité et d'éréthisme excessif, avec insomnie rebelle, qu'accompagnait presque toujours cette sensation désagréable de chaleur brûlante sur toute la surface du corps. Plusieurs d'entr'elles croyaient ne pouvoir rien faire de mieux que de prendre des bains froids pour se rafraîchir; mais elles ignoraient que les bains froids augmentaient encore l'extrême mobilité de leurs nerfs, et conséquemment leurs souffrances.

Les bains chauds sont le meilleur remède à cet état. J'ai commencé ordinairement par les bains d'eau douce, et, dans l'espace de quinze jours au plus, j'ai presque toujours mis mes malades en état de prendre les bains d'eau minérale, et de commencer leur cure.

Les bains tièdes ont la propriété d'appaiser les spasmes, de produire le sommeil, et généralement de calmer. Presque toutes les douleurs, depuis les plus vives jusqu'aux plus tolérables, sont plus ou moins calmées par l'application de l'eau chaude à la partie souffrante; mais on ne peut en faire usage dans tous les cas, par exemple, dans les grandes blessures, où, par des raisons majeures, elle ne conviendrait pas. Lorsqu'on s'est pincé fortement un doigt, on éprouve un prompt soulagement si on le baigne dans de l'eau chaude, ou si on le tient dans la bouche, ainsi que le font machinalement les enfans. Si, au contraire, on le plonge dans l'eau froide, la douleur augmente. (*Voyez Marcard sur la nature et l'usage des bains*).

CHAPITRE II.

Des objections faites contre la propriété fortifiante de la chaleur et des bains chauds.

1re. *Les bains chauds relâchent et affaiblissent.*

On trouve cette opinion dans presque tous les auteurs qui ont écrit sur les bains chauds ; presque tous témoignent la plus grande crainte de leurs effets relâchans.

Pomme a établi toute sa théorie des maladies de nerfs et de leur guérison sur cette base. *Marteau, Moret, Macquart, Limbourg*, médecin de Spa, et la plupart des auteurs anglais, regardent comme un point reconnu et décidé que les bains chauds relâchent les fibres et affaiblissent le corps.

Puisque l'eau chaude, dit-on, ramollit et alonge la fibre animale morte, qu'elle finit même à la longue par la dissoudre, ne doit-on pas présumer qu'elle produira des effets analogues sur le corps vivant, soumis à son action dans le bain : et on regarde cette proposition comme démontrée, parce qu'on observe que la peau extérieure est plus molle au toucher dans l'eau chaude : ainsi conclut-on, le bain chaud relâche les parties solides et les affaiblit.

Pour établir sur ce point quelque certitude, Marcard a fait toutes sortes d'expériences sur des bandelettes de basanne et de parchemin ; il a constamment trouvé que ces bandeletes s'alongeaient et se raccourcissaient dans l'eau chaude aussi bien que dans l'eau froide ; et il conclut de toutes ses expériences, que ni la chaleur, ni le froid de l'eau, ne sont les causes du prolongement ou du raccourcissement de la bandelette ; que l'action du froid ou du chaud sur un corps inanimé aussi léger, ne peut produire l'un ou l'autre de ces effets d'une manière sensible; que l'humidité seule, quelle qu'en soit la température, raccourcit ou alonge la bandelette selon sa structure; elle la pénètre et agit à la manière d'un coin, quand elle l'augmente en grosseur; elle la raccourcit quand elle en sépare les parties dans leur étendue; elle l'alonge, sans que le froid ou le chaud y influent sensiblement. *Haller* a déja observé que toutes les expériences sur des bandelettes de cuir ne peuvent être concluantes, quand on les applique à la peau humaine, puisque l'eau n'est en contact avec celle-ci que d'un côté, tandis qu'elle agit sur les deux côtés de la bandelette. Il propose, en conséquence, de coudre ensemble deux morceaux de peau, assez exactement pour que l'eau n'ait d'action que sur une surface : cela ne suffirait pas encore pour en déduire des conséquences satisfaisantes; il manque à la peau inanimée cette onctuosité qui empêche que l'eau n'agisse aussi librement sur la peau humaine, il lui manque sur-tout le principe de la vie, cette propriété universelle des êtres organisés et vivans, qui s'oppose à ce que l'eau puisse pénétrer les ouvertures organiques.

Toutes ces observations ne prouvent rien par rapport aux bains; elles sont faites sur la fibre morte qui change de nature dès qu'elle cesse d'appartenir au corps vivant, sur lequel l'action des influences extérieures est modifiée par l'incitabilité qui s'oppose à leurs efforts destructeurs; nous voyons évidemment, à l'égard des baigneurs, que l'eau chaude, bien loin d'agir sur toute la machine comme sur du parchemin ou du cuir, n'exerce pas même cette action sur la totalité de sa surface; elle est bornée tout au plus aux parties inorganiques du corps, comme les extrémités des ongles et la peau calleuse des mains et des pieds; l'eau chaude produit un ramollissement peu durable de l'épiderme, mais cela ne s'étend pas au-delà. En un mot, on a tort de comparer la peau d'un homme vivant avec un morceau de parchemin, et placer un homme vivant dans un bain dont la chaleur est égale à celle de son sang, ou cuire un cadavre dans la marmite de papin, sont deux choses toutes différentes.

Je demande aux défenseurs de la propriété relâchante des bains chauds, comment on peut imaginer que le corps environné dans toute sa surface d'une substance humide, dont la chaleur est égale à la sienne, et souvent moindre, doive en éprouver du relâchement ; tandis que dans sa composition intérieure, toutes ses cavités, qui forment une surface bien plus considérable, sont continuellement arrosées et baignées de vapeurs humides chaudes, sans que pour cela aucune fibre ne soit trop amollie.

Depuis vingt-six ans, dit l'illustre Marcard, que j'ai suivi à Pyrmont des milliers de baigneurs, je n'ai jamais vu chez aucun d'eux ni relâchement ni affaiblissement réel produit par le bain.

Falconer, médecin de Bath, cite dans son ouvrage sur les eaux de Bath, qu'il a entendu dire à beaucoup de baigneurs qu'ils se sentaient plus de gaieté et de vivacité les jours où ils prenaient le bain. Le docteur *Lée*, en faisant l'histoire d'une maladie goutteuse, cite l'exemple d'un homme très-faible qui sortait toujours du bain chaud plus vif et plus fort qu'il ne l'était en y entrant.

Si les bains chauds relâchaient et affaiblissaient, ainsi qu'on le prétend, et qu'on voudrait le démontrer par des expériences sur la fibre morte, comment des personnes faibles pourraient-elles s'en trouver fortifiées? et que ne leur arriverait-il pas en faisant usage de ces bains dans lesquels on passe quelques heures de suite? On devrait croire qu'ils y seraient dissous; ils en sortent au contraire sains et fortifiés. Beaucoup d'individus faibles se rétablissent aux bains de la Suisse, dans quelques-uns desquels on reste très-long-temps.

Marcard assure que, quoiqu'il ait prescrit très-souvent les bains chauds à un grand nombre de femmes très-faibles et à des personnes cachectiques, il n'a jamais observé qu'ils aient produit la faiblesse : il ajoute que, dans une infinité de cas, ils ont raminé les forces, et guéri un grand nombre de maladies spasmodiques.

L'opinion du médecin de Pyrmont

est confirmée pour une longue expérience des médecins les plus célèbres, tels que *J. Frank*, *P. Frank*, *Brera*, *Marcus*, *Thomann*, *Lentin*, *Rœschlaub*, *Weikard*, &c. qui prescrivent avec des succès marqués, les bains tièdes dans toutes les fièvres dues à la faiblesse de la fonction vitale, la goutte, le rhumatisme asténique, les pâles couleurs, la suppression des règles, la colique, &c.

Il n'y a que les bains très-chauds, ou les bains tièdes continués trop longtemps, qui relâchent et affaiblissent l'organisme; mais cela prouve évidemment leur vertu excitante : car c'est une loi générale et invariable des corps animés, que l'action trop considérable des stimulus produit d'abord une énergie excessive, et ensuite la faiblesse indirecte qui exige l'emploi des excitans efficaces.

2°. *Les bains chauds jouissent de la propriété de calmer les spasmes, les convulsions, les douleurs et le délire; donc ils affaiblissent.*

Le spasme ou la crampe consiste en

une contraction continue, violente et involontaire des muscles moteurs.

La crampe se manifeste toutes les fois que l'énergie de l'incitation d'un ou de plusieurs muscles moteurs est plus forte que celle de leurs antagonistes. D'où il suit que la crampe reconnaît pour cause tantôt une hypersténie, tantôt une asténie de la fonction vitale, ou une maladie organique; car,

1°. Il arrive quelquefois que dans une maladie hypersténique de tout l'organisme, l'incitation est plus exaltée dans quelques muscles moteurs que dans leurs antagonistes; ou,

2°. Que dans une asténie universelle, la faiblesse est plus considérable dans les antagonistes que dans les muscles moteurs; ou enfin,

3°. Qu'une maladie locale, par exemple, une blessure diminue considérablement ou anéantit l'énergie vitale dans les antagonistes des muscles moteurs.

L'expérience confirme entièrement ces principes sur la nature et l'origine des spasmes.

Les convulsions qu'éprouvent les enfans attaqués de la petite vérole bénigne, sont produites par la diathèse hypersténique, et cèdent à la méthode débilitante. Mais, en général, elles sont l'effet de la débilité directe ou indirecte de l'incitation : elles doivent ordinairement leur origine à des pertes excessives, des superpurgations, des chagrins cuisans, des veilles immodérées; à la peur, à l'action du froid, à des mouvemens de colère, à l'abus des plaisirs, ou à d'autres puissances nuisibles débilitantes. Personne n'ignore que les animaux qu'on a égorgés entrent en convulsion avant d'expirer, lorsqu'ils ont perdu presque tout leur sang. On observe de pareils accidens chez des hommes prêts à succomber à de grandes blessures, chez des femmes dont une perte utérine menace la vie, et chez bien d'autres individus exposés à l'action des forces affaiblissantes. *Grimaud* a observé que la plupart des maladies mortelles se terminent par des mouvemens convulsifs.

Lorsque les convulsions sont le produit de la faiblesse universelle de l'organisme, on se sert avec avantage des

excitan

excitans les plus efficaces, tels que l'opium, l'éther sulphurique, la liqueur de corne de cerf, la liqueur anodine, &c. &c.

Elles peuvent encore avoir lieu en conséquence des blessures ou des piqûres dans les nerfs; après la morsure des animaux enragés; des coups à la tête; quelquefois des matières crues et indigestes dont les premières voies sont remplies; ou des vers qui agacent ou irritent la membrane des intestins. Dans ce cas, la crampe est causée par une maladie locale, et sa curation exige l'éloignement de celle-ci.

Jusqu'ici les médecins ont toujours attribué les contractions violentes des muscles à une augmentation d'énergie de la force vitale; mais cette assertion est en contradiction avec l'expérience, qui nous apprend que, dans ce cas, l'incitation n'est souvent augmentée qu'extensivement (*secundum extensionem*), et qu'elle est diminuée d'une manière intensive (*secundum intensionem*). Les personnes attaquées de typhus acquièrent quelquefois une force surprenante;

elle dépend de la débilité, et cède à la méthode excitante. C'est ainsi qu'on ne doit pas regarder comme réellement faible un malade attaqué d'une fièvre inflammatoire, quoiqu'il ne puisse fair aucun mouvement, puisqu'une saignée lui redonne la force de se lever de son lit et la santé.

La douleur dépend de la rupture de l'équilibre régulier dans les organes doués de nerfs sensitifs. L'observation confirme ce que j'avan ce ici. Lorsque le froid agit uniformément sur toutes les parties du corps, il occasionne rarement des douleurs sensibles; mais dès qu'il n'a prise que sur quelques organes, tels que le poumon, les grandes articulations, il produit le plus fréquemment des douleurs violentes; ce qui s'observe dans la péripneumonie, le rhumatisme, le podagre, la colique, &c. Les principes des douleurs peuvent aussi être une lésion mécanique ou chymique, par exemple, les blessures, les contusions, les os fracturés, les empoisonnemens par l'arsenic, &c.

La douleur accompagne les hypersténies aussi bien que les asténies; elle se manifeste dans le rhumatisme aigu et chronique, la péripneumunie inflammatoire et nerveuse, la colique, le podagre, &c. Pour établir la curation des douleurs sur un fondement solide, il faut en connaître la cause productrice. Quand cette cause est locale, par exemple, des esquilles d'os fracturés, &c. on en fera l'extraction. Lorsque la douleur vient de l'accroissement d'énergie du principe vital, on fera usage des débilitans, tels que la saignée, les purgatifs, la diète tenue, &c.; enfin, lorsqu'elle est occasionnée par la débilité de l'incitation, on emploiera les fortifians. Les douleurs véhémentes et continues, sont d'ordinaire le produit de l'asténie directe ou indirecte de l'activité vitale.

Le délire provient d'une rupture de l'équilibre régulier dans les organes de la pensée et de la raison. Le délire violent est presque toujours le compagnon des asténies parvenues au plus haut point d'intensité.

De tout ce qui précède, il résulte que les bains tièdes, soit qu'ils agissent en stimulant ou en affaiblissant, ne peuvent toujours calmer les convulsions, les douleurs et le délire, par la raison que ces symptômes morbifiques sont dus à des causes très-différentes et opposées. L'expérience de tous les jours apprend que toutes les fois que les bains chauds ont réussi à dissiper les douleurs, les convulsions et le délire, les stimulans diffusibles, tels que l'éther sulphurique, la liqueur anodine, le camphre, l'alkali volatil, l'esprit de corne de cerf, les vins généreux, joints à une bonne nourriture, ont produit le même effet; ce qui est une preuve irréfragable de la nature asténique de ces phénomènes dans les cas où ils ont cédé à l'usage des bains: ainsi ils ne les ont pas fait disparaître en calmant la force vitale, mais en remontant l'énergie de l'incitation affaiblie par l'action des puissances nuisibles débilitantes.

3°. *Les bons effets qu'ont les bains chauds dans les fièvres nerveuses, putrides, &c. doivent être attribués à ce qu'ils nettoient la surface du corps des matières nuisibles, et qu'en vertu de leur propriété relâchante, ils provoquent la transpiration, qui est ordinairement supprimée dans ces maladies.*

Dans les fièvres nerveuses, la débilité de l'incitation des vaisseaux cutanés est la cause de la suppression de la transpiration, ou, si l'on aime mieux, le relâchement considérable des vaisseaux du système cutané a dérangé la fonction de la peau; donc la chaleur, en relâchant encore davantage toutes les parties de l'organisme, bien loin de rappeler la transpiration, produirait des sueurs abondantes et colliquatives qui, de l'aveu de tous les praticiens, tourneraient au préjudice du malade. Il faudrait donc, dans ce cas, employer de préférence les bains froids pour redonner du ton aux vaisseaux de la peau, et rétablir de cette manière l'insensible transpiration. D'ailleurs, les bains froids pourraient, aussi bien que les bains chauds, nettoyer la peau, et corriger la nature des matières nuisibles et morbifiques dont elle est chargée. Les succès heureux dont les bains tièdes sont couronnés dans les fièvres nerveuses et toutes les maladies asténiques, sont uniquement dus à la vertu dont ils jouissent de remonter les ressorts de toute la machine. La suppression de la transpiration n'est jamais la cause productrice, mais seulement l'effet des maladies de faiblesse, et elle se rétablit dès que tous les organes ont recouvré assez de force pour exécuter avec vigueur leurs fonctions respectives.

4e. *Les bains tièdes échauffent, ce qui empêche de les prescrire dans les fièvres putrides, souvent accompagnées d'une chaleur mordicante.*

La chaleur brûlante de la peau, dans les maladies asténiques, est l'effet de la diminution d'énergie de l'activité vitale; aussi tous les remèdes excitans, tels que les vins généreux, la liqueur anodine, l'éther sulphurique, le camphre, l'opium, la font-ils disparaître, par la propriété qu'ils ont de ramener l'incitation à de justes bornes. Les bons effets qu'ont les bains tièdes dans les fièvres, où les malades souffrent déja d'une surabondance de calorique, ne peuvent être uniquement attribués à la chaleur de l'eau ; autrement des chambres bien échauffées devraient produire le même effet. Je crois que la pression uniforme que l'eau exerce sur toute la surface du corps, parsemée d'un nombre infini de papilles nerveuses, et la chaleur égale du bain qui excite une sensation agréable, sont une des principales causes des effets heureux de ces remèdes dans les asténies portées à un haut degré de violence.

5e. Brown et ses commentateurs, dit l'illustre *Dumas*, (*Voyez ses élémens de physiologie, tome 1.er, page 462*) se sont élevés contre ce qu'ils appellent l'opinion commune sur les effets de la chaleur et du froid. Ils ont prétendu que le premier fortifie et que le second affaiblit. Pour concilier ces idées, qui ne sont contradictoires que faute de s'entendre, ils est nécessaire de distinguer les forces efficaces ou agissantes, et les forces réelles ou en puissance. Le froid diminue bien les forces agissantes, puisqu'il les empêche de s'exercer, et qu'il enlève au corps une partie du principe de la chaleur qui peut efficacement les exciter; mais il augmente les forces qui sont en puissance, par cela même qu'il en modère l'action. Dans l'hypothèse Brownienne, on dit: *le froid diminue l'incitation, et accroît l'incitabilité; donc il affaiblit.* Nous disons: *le froid diminue l'exercice actuel des forces, et augmente le principe radical de ces forces; donc il fortifie.*

Il n'y a de possible en physiologie que trois systêmes.

I. *Le systême de la force vitale*. *Sthal* definit le principe de vie, une propriéte inhérente à l'organisme animal, capable de maintenir la santé, et de guérir les maladies sans le concours des objets de dehors. D'après cette théorie, l'activité du corps animé est indépendante des influences de notre monde, qui n'agissent que d'après les lois générales de la physique et de la chymie.

Ce systême est en contradiction avec l'expérience, qui apprend,

1°. Que

1°. Que la vie est entièrement soumise à l'action des objets extérieurs ;

2°. Que le degré d'énergie de la vie est proportionné à celui de la force de l'impression des influences externes ;

3°. Que la cessation de l'action des objets de dehors détruit l'incitabilité et anéantit la vie.

II. *Le système chymique,* qui assujettit tout-à-fait la force vitale à l'influence des puissances excitantes. D'après ce système, l'action des objets extérieurs et les fonctions de l'économie animale qu'ils produisent, n'ont lieu qu'en vertu des lois de la chymie morte ; en un mot, la vie n'est qu'un procès chymique.

Cette théorie, dont l'illustre *Reil* est le fondateur, est également contredite par l'observation qui démontre que l'action des objets de dehors sur le corps vivant est modifiée par le principe vital. D'ailleurs ce système ne peut rendre raison de l'origine et de la curation des maladies universelles ; chaque maladie générale ne devrait se borner qu'à un seul organe, et ne se guérir que par des remèdes locaux, susceptibles de restituer dans la partie malade le mêlange et la forme de la matière organique, altéré par l'impression des puissances nuisibles. Chaque forme particulière de maladie exigerait l'emploi des remèdes spécifiques; mais l'expérience prouve que les mêmes médicamens suffisent pour guérir les maladies les plus différentes.

Aucun de ces deux systêmes n'explique d'une manière satisfaisante les phénomènes que nous observons dans l'organisme : de leur combinaison résulte un troisième (*celui de Brown*) d'accord avec la raison et l'expérience.

III. *Le systême de l'incitabilité*. Il considère l'organisme comme jouissant d'une certaine activité qui s'oppose avec énergie aux efforts assimilateurs des influences extérieures, et comme susceptible d'être affecté par tous les objets qui ont prise sur le corps. L'énergie vitale est déterminée par la réceptivité, et celle-ci est à son tour subordonnée à l'activité de l'économie animale. Si l'énergie vitale dépend de la réceptivité, la vie ne peut avoir lieu, sans l'action des objets de dehors sur l'organisme, &c.

Au contraire, si la réceptivité est déterminée par l'activité, les influences extérieures ne peuvent exercer leur action sur le corps, sans que l'énergie vitale ne réagisse contre cette impression. On peut se convaincre de la vérité de la première proposition, en observant que nul être vivant ne peut exister sans air, sans chaleur, sans nourriture, &c. ; et de celle de la seconde, si l'on réfléchit que l'air, la chaleur, les alimens et le sang, ne peuvent exercer aucune action sur un cadavre privé de son énergie vitale.

L'expérience démontre que la réceptivité et l'énergie vitale sont en raison inverse l'une de l'autre, c'est-à-dire, à mesure que la première s'accumule, la seconde perd de sa force, et *vice versa*. Dans le premier période de la vie, la réceptivité est très-abondante, et l'incitation très-faible; dans l'âge viril, la susceptibilité est déja considérablement consumée par l'action des stimulans, et la force du corps et de l'esprit est le partage de cet âge heureux. Mais il est bon d'observer que cette progression croissante et décroissante est renfermée dans certaines bornes, au-delà desquelles ces deux facteurs de la vie tombent également, par exemple, dans la vieillesse et les maladies par asténie indirecte.

S'il est encore vrai que l'intensité de la vie est proportionnée au degré de l'action des influences extérieures, il est évident que les forces débilitantes, en accumulant la réceptivité, n'augmentent pas le principe radical des forces, mais seulement la sensibilité de l'organisme pour l'impression des objets de dehors.

D'après ces données, il ne sera pas difficile à apprécier à sa juste valeur l'objection que fait le savant professeur de Montpellier contre la vertu débilitante du froid, et la propriété excitante de la chaleur. S'il est vrai que le froid diminue l'incitation (*l'énergie de la vie*) et accroît l'incitabilité, il est clair qu'il agit en affaiblissant sur l'organisme : car toutes les influences de dehors qui rehaussent la réceptivité, diminuent l'activité vitale, par la raison que ces deux facteurs suivent une progression inverse.

Au contraire, comme la chaleur rehausse l'énergie de l'incitation, et épuise la susceptibilité, elle doit être placée dans la classe des stimulus universels les plus efficaces.

6e. *La chaleur et les bains chauds favorisent la putréfaction ; il serait donc très-dangereux d'en faire usage dans les fièvres putrides, où il y a dissolution manifeste des humeurs.*

L'incitabilité est le plus grand moyen de conservation du corps qu'elle anime. Non seulement elle unit et enchaîne toute l'organisation, mais encore elle s'oppose avec force aux effets délétères des autres principes de la nature, en tant que provenant des lois de la chymie qu'elle a la faculté de modifier. Aucun être vivant ne se corrompt; il n'y a que l'affaiblissement trop considérable ou l'anéantissement du principe de vie qui puisse produire la corruption ; même dans un état de gêne et d'inaction il empêche la corruption. On ne voit point d'œuf se corrompre, tant que l'incitabilité existe en lui; il en est de même de la graine, de la chenille en état de chrysalide, d'un homme en asphyxie.

Ainsi une privation totale entraîne la dissolution de l'union organisée du corps qu'il animait auparavant, sa matière obéit aux lois de la physique et de l'affinité qu'elle contracte alors avec la nature chymique inanimée, à laquelle elle appartient désormais; elle se décompose et rentre dans la matière primitive, et l'on voit suivre, avec les circonstances ordinaires, la putréfaction, qui seule peut nous convaincre que le principe de vie est entièrement anéanti dans un corps.

Lorsque l'énergie de l'activité vitale est languissante, les secrétions et les excrétions doivent être altérées dans leurs produits, les humeurs se corrompent et acquièrent une tendance à se putréfier. C'est ce dont on ne peut douter, si l'on fait attention aux changemens que présentent dans les fièvres nerveuses les urines, les matières fécales, la transpiration, la couleur du visage, celle de toute la peau, &c. La faiblesse de l'incitation est donc la vraie cause de la dépravation des liquides dans les asténies : d'où il suit que les moyens les plus efficaces pour la prévenir et la combattre, sont les stimulans, tels que le quinquina, la liqueur anodine, les vins généreux, les bouillons de viande épicés, &c. Or la chaleur jouissant de grandes propriétés fortifiantes, bien loin d'être nuisible dans le typhus, est un des meilleurs moyens que l'on puisse employer. Il arrive que le froid arrête quelquefois la corruption des humeurs, mais non pas en vertu d'une propriété anti-septique, mais parce qu'il affaiblit l'énergie de tout le corps, laquelle menace de passer en débilité indirecte.

Je crois avoir démontré, dans le premier chapitre, par des preuves incontestables, que le calorique est un des stimulans les plus efficaces que nous connaissions. Nous avons vu qu'il est le soutient le plus puissant de la vie des animaux et des plantes, que la chaleur modérée accroît la force de l'incitation, qu'une chaleur excessive produit des maladies inflammatoires, et la débilité indirecte. L'observation apprend qu'elle est nuisible dans les hypersténies, et très-salutaire dans les asténies; que celles-ci sont plus fréquentes en hiver qu'en été, où elle cessent ordinairement leurs ravages; que les personnes épuisées et attaquées de maladies de faiblesse recouvrent souvent leur santé aux approches du printemps. A l'appui de cette opinion viennent l'autorité des plus grand médecins, tant anciens que modernes, et l'usage fréquent que firent les Romains, les Grecs, &c. des bains chauds, pour se rafraîchir lorsqu'ils venaient d'essuyer de grandes fatigues.

L'analogie parfaite qui existe entre la manière d'agir de la chaleur et celle de toutes les puissances incitantes les plus énergiques, parle hautement en faveur de la propriété fortifiante du calorique. La nourriture animale, les vins généreux, la gaieté, le contentement, la colère, l'orgueil; le quinquina, le camphre, la cannelle, l'éther sulphurique, &c. que tout le monde met au nombre des stimulus efficaces, produisent le même effet que la chaleur : employés à une certaine dose, ils accroissent l'intensité de la vie ; leur action, trop long-temps prolongée ou excessive, occasionne des maladies inflammatoires, ou la faiblesse indirecte ; ils ont des effets surprenans dans les asténies, et prescrits dans les hypersténies, ils causent souvent des désordres irréparables.

CHAPITRE III.

De l'usage de la chaleur et des bains chauds dans les asténies.

J'ENTENDS par *chaleur*, cette sensation douce et agréable qui tient le milieu entre un froid rigoureux et une chaleur excessive. C'est cette température modérée qui ranime et soutient nos fonctions, et fait croître les êtres organisés ; et dans ceux même qui touchent à leur dissolution, elle conserve le principe vital jusqu'à ce que l'incitation soit entièrement consumée. Elle n'affaiblit point le corps comme le froid ; elle n'excite point, comme une chaleur trop grande, ces sueurs abondantes qui amènent la faiblesse indirecte. Les autres stimulans, lorsque leur action n'est pas soutenue par la chaleur, une nourriture substantielle et des boissons spiritueuses, produisent souvent très-peu d'effet, ou même n'en produisent point du tout.

Une chaleur modérée est toujours utile, dans quelque état que se trouve le corps; mais elle est sur-tout nécessaire lorsqu'il y a défaut d'incitation, dans toute espèce de débilité directe ou indirecte, dans toutes les affections fibriles et non fibriles, qui sont occasionnées en partie par le froid.

La chaleur aussi bien que le froid agissent principalement sur les parties avec lesquelles ils sont mis dans un contact immédiat. Ces parties sont particulièrement toute la surface du corps, le visage, le palais, les narines, le gosier, la trachée-artère, les poumons, les muscles des articulations. Dans le traitement des asténies, sur-tout des maladies éruptives dues à la faiblesse de la fonction vitale, telles que la petite vérole confluente, la scarlatine, la rougeole asténique, &c. dans lesquelles on doit produire une plus grande incitation sur la surface du corps, on aura soin d'unir le stimulus d'une chaleur modérée à celui des médicamens excitans. On doit regarder, comme un remède fortifiant, la chaleur portée au degré suffisant pour exciter un sentiment de plaisir : telle est celle que procure le bain tiède, dans lequel on ne reste qu'autant qu'il est nécessaire que le malade éprouve une sensation agréable.

La chaleur, les boissons tièdes et les bains chauds ne conviennent pas dans les hypersténies graves, parce que leur propriété stimulante exaspérerait la maladie, et la ferait dégénérer en dibilité indirecte, contre laquelle les médicamens les plus efficaces viennent souvent à échouer.

Dans toutes les maladies hypersténiques violentes qui touchent à leur fin; dans celles qui, dès leur commencement, ne présentent aucun symptôme alarmant; en un mot, dans toutes celles qui n'attaquent aucun organe essentiel à la vie, la chaleur appliquée à propos et à un degré modéré, peut être fort utile, si le malade est disposé à la sueur.

On peut employer, dans ces cas, l
degré de chaleur nécessaire pour excite
la sueur. La chaleur serait nuisible si l
diathèse était encore assez véhément
pour menacer de faiblesse indirecte
mais on n'aura pas à craindre cet incon
vénient, lorsque la diathèse est peu exal
tée : ce qui arrive dans la convalescenc
ou pendant tout le cours des maladie
hypersténiques légères. La chaleur mo
dérée, nécessaire pour exciter la trans
piration, n'est qu'un léger inconvénien
qui ne contre-balance nullement l'avan
tage produit par une sueur abondant
qui débarrasse le système vasculaire e
tout le corps du stimulus qui accroissai
l'énergie de l'incitation.

Aussi-tôt que les signes qui annoncen
la sueur paraîtront, on tiendra le ma
lade chaudement; on lui fera prendr
des boissons tièdes. L'infusion de th
produit, avec une grande promptitude
une augmentation d'incitation, et favo
rise la transpiration; ce que l'on doi
attribuer presque entièrement à la cha
leur de l'eau.

Le bain tiède est celui dont la cha

leur est portée de 20 à 25, jusqu'à 27 degrés du thermomètre de Réaumur. Sous le nom du bain très-chaud, je comprends tous ceux dont la chaleur excède celle du sang, ainsi depuis 97 degrés de Fahrenheit (à peu près 29 de Réaumur), jusqu'au degré d'ébullition, aussi loin qu'on voudra.

Il y a des bains entiers, des demi-bains, et des bains partiels, selon qu'on y plonge le corps, ou entier, ou moitié, ou une partie seulement. Ils diffèrent encore par les ingrédiens contenus dans l'eau du bain. Si l'eau destinée aux bains contient des parties étrangères, ou naturellement, ou introduites par l'art, ses effets ne sont plus les mêmes : c'est ainsi qu'on distingue un bain de mer, ou d'eau minérale, d'un bain d'eau douce.

On peut augmenter la propriété excitante des bains chauds, en y ajoutant des herbes aromatiques, telles que la menthe poivrée, la lavande, le romain, la marjolaine, la camomille, &c. que l'on fera bouillir dans du gros vin rouge, et en versant ce vin dans le bain.

On prépare le bain, en tapissant intérieurement la cuve d'un drap. A une des extrémités, on place un coussin de paille, sur lequel la personne qui prendra le bain s'asseiera. L'eau doit être chauffée au point d'y pouvoir entrer sans éprouver aucun sentiment de froid, ni de chaud extraordinaire; à peine y sera-t-on, qu'on s'appercevra que le froid prédomine, alors on doit, par degrés, y ajouter de l'eau bouillante, et ainsi de temps en temps, afin d'entretenir le bain à peu près au même degré. On se mettra dans le bain de manière que l'on ait de l'eau jusqu'au cou; on recouvre la baignoire d'un drap; le temps pour y rester, peut être fixé à une heure, ou une heure et demie, pour les personnes qui sont d'une complexion ordinaire, et dans l'état de santé. Dans celui de maladie, cela varie à l'infini; il est des circonstances dans lesquelles les bains ne doivent être que d'un demi ou d'un quart d'heure; dans d'autres, on peut y laisser le malade pendant deux heures et plus. On doit avoir le plus grand soin que le malade, au moment où il sort de l'eau, soit bien essuyé avec des linges chauds;

on doit le mettre au lit pour le préserver de l'action affaiblissante du froid.

Les bains tièdes conviennent particulièrement, dans l'état sain, à tous les hommes jaloux de conserver leur santé et la propreté: il n'est pas de semaines où il ne soit très-raisonnable de prendre au moins un bain, cette pratique est surtout importante pour les gens qui ont une constitution faible, pour les gens de lettres, pour ceux qui sont sédentaires, pour les personnes d'un certain âge, &c. Ils sont utiles à l'enfant nouveau-né, aux femmes délicates et hystériques, aux hypocondriaques. On les emploie avec succès dans toutes les maladies de faiblesse, telles que les fièvres nerveuses, putrides, intermittentes, la goutte, la jaunisse, &c. Il est bon d'observer que plus la débilité est grande, moindre doit être la durée du bain, et plus souvent on doit le répéter. Il occasionne quelquefois de la sueur, et par conséquent de la faiblesse; cette raison fait qu'on ne peut pas toujours avoir recours à son usage dans les asténies.

Les fomentations chaudes et liquides

se préparent ordinairement avec l'eau commune, les décoctions, les infusions d'herbes aromatiques, le vin, l'esprit de vin, l'eau-de-vie, les teintures, les essences, les esprits aromatiques, les huiles tirées par infusion.

La meilleure manière d'administrer les fomentations, est de se servir d'une flanelle mise en double, qu'on trempe dans la liqueur, et qu'on exprime ensuite : précaution utile à prendre, parce que si la liqueur était extrêmement chaude, elle brûlerait la partie, y ferait élever des cloches, et y produirait d'autres fâcheux effets.

Pour fomenter d'une manière facile et très-utile, il faut avoir deux flanelles ou deux linges ; ils doivent être doux, à demi-usés, et pliés en quatre doubles ; on les applique alternativement l'un après l'autre.

On prend garde que les linges ne se refroidissent sur l'endroit où on les a appliqués, et dès que le malade s'en aperçoit, il faut ôter celui qui est refroidi, et mettre sur-le-champ en sa place l'autre qui vient d'être trempé dans la décoction chaude.

Il

Il ne faut pas oublier de mettre sous le malade un drap plié en huit doubles, pour empêcher que la fomentation ne tombe dans le lit, et ne refroidisse le malade.

Souvent aussi, lorsque la fomentation est achevée, et que la partie a été bien essuyée avec des serviettes chaudes, on la frotte avec quelque liniment volatil, approprié au cas dont il s'agit.

On peut faire usage de fomentations dans toutes les maladies asténiques; avec affection locale; par exemple, dans le météorisme qui se manifeste dans le typhus, la céphalalgie, les inflammations et douleurs asténiques, la colique, la diarrhée, la dyssenterie, la goutte, la jaunisse; on les prescrit aussi dans les contusions, les meurtrissures, les fractures des os compliquées d'inflammation.

La douche n'est d'usage que dans les maladies locales, telles que les enchyloses, les tumeurs blanches, &c.

Les bains de vapeurs et les bains d'enveloppe, ne sont indiqués que dans un très-petit nombre de cas, et en général on peut s'en passer.

Les boissons tièdes sont très-salutaires dans toutes les maladies de faiblesse, sur-tout dans les affections asténiques de la poitrine, telles que la péripneumonie nerveuse, l'asthme convulsif, &c.

CHAPITRE IV.

De la vertu débilitante du froid, et des bains froids.

La chaleur est une force incitante, comme je l'ai démontré précédemment. Ce que nous entendons par *froid*, c'est-à-dire, un degré de chaleur moindre que celui qui est nécessaire au maintien de la santé, doit donc être considéré comme un moyen *débilitant.*

Nous ne connaissons point de corps absolument froid : un tel corps serait celui qui ne contiendrait point du tout de calorique dans l'état de liberté; or, on n'en a jamais trouvé de cette espèce. On ne connaît point le zéro de chaleur. Le froid n'est donc qu'une moindre chaleur; il n'est par conséquent pas une qualité positive, mais seulement relative. Tel corps est froid à l'égard de celui-ci, qui paraît chaud par rapport à celui-là.

La propriété affaiblissante du froid est en raison directe de son intensité.

Si l'on est choqué d'entendre dire que le froid affaiblit, on doit au moins convenir, avec moi, qu'il diminue la chaleur; en un mot, qu'il rafraîchit. En réfléchissant sur ce dernier effet, il sera très-facile de concevoir que le froid, quand il agit seul, peut causer la faiblesse, et qu'il est l'ennemi des êtres vivans de l'un et de l'autre règne.

Le froid diminue l'incitation (*l'intensité de la vie*), il accroît l'incitabilité (*la réceptivité*); donc il affaiblit. Cette conséquence est de toute évidence, elle n'a besoin que d'être développée.

Les effets du froid varient suivant ses différens degrés; je divise ces effets en partageant le froid en trois degrés, entre lesquels on en pourrait distinguer beaucoup d'intermédiaires, mais qui peuvent se rapporter plus ou moins à ces trois principes.

Le premier degré de *froid* sera celui qu'on peut regarder comme absolument relatif ; tel est le froid d'une nuit fraîche en été, d'un lieu ombragé et qui ne reçoit jamais les rayons du soleil ; tel est celui qui, dans l'hiver, est au-dessus du point de congélation au thermomètre.

Le second sera celui d'une forte congélation, telle que celle de nos hivers rigoureux.

Dans le troisième enfin, j'examinerai les rigueurs du *froid* le plus vif, et j'étudierai son action, soit dans une impression passagère, soit dans une impression continuée.

Le premier degré de froid commence à quelques degrés au-dessus de la congélation légère ; ainsi, c'est dans ce degré que sont compris les froids légers que nous ressentons en brumaire, et dont le printemps n'est pas exempt.

Les effets subits et sensibles de ce premier degré de froid, sont une espèce de tremblement et de frissonnement qui s'excite dans tout le corps, et qui semble pénétrer de l'extérieur à l'intérieur. Le visage, les lèvres et la peau pâlissent, le pouls est petit et concentré, la transpiration insensible diminuée, et toutes les fonctions s'exécutent avec moins d'énergie. Le sentiment qu'il excite, est vif et piquant, mêlé de froid et de chaleur. Les gens délicats, ceux qui ont de vieilles cicatrices, ressentent des douleurs nouvelles. Les goutteux, les gens à rhumatisme souffrent davantage.

Le second degré de froid que j'examine, est celui d'une forte congélation, tel que nous l'éprouvons dans un hiver rigoureux, quelquefois pendant un mois de suite et plus, quoiqu'ordinairement il y ait plus de variations; l'hiver rigoureux, est l'hiver ordinaire des pays plus septentrionaux que le nôtre, et il augmente toujours de rigueur à mesure que l'on s'approche du pôle.

Lorsque l'invasion de ce froid est subit et continue, il excite un sentiment douloureux, vif et si cuisant, qu'on aurait peine à persuader à ceux qui le ressentent, que le froid n'est qu'une privation. Ce froid semble pénétrer dans l'instant jusques dans l'intérieur du corps, morfondre et glacer tous les sens; il produit un tremblement presque convulsif, et une grande rigidité des membres. Les articles se meuvent difficilement; il semble que les fibres musculaires ne peuvent glisser facilement les unes sur les autres, ou que la peau qui les recouvre forme une enveloppe dure, et qui ne se prête plus au mouvement. La transpiration est interceptée, le pouls petit, faible et très-irrégulier; le sang s'arrête dans les vaisseaux cutanés, et la peau devient violette, les membres s'engourdissent, deviennent insensibles : c'est ce qui arrive aux jambes de ceux qui voyagent à cheval dans les pays très-froids, et aux extrémités mobiles et peu saillantes du corps, comme au nez : ou si le froid a saisi tout le corps, il s'engourdit entièment, et l'homme tombe dans un sommeil doux, exempt de souffrance et d'agitation, les fonctions vitales s'amoindrissent peu à peu, le mouvement de la respiration échappe à la vue, l'haleine est presque nulle, le pouls ne se sent pas; en général, le mouvement cesse d'abord à la circonférence, et ce repos universel pénètre par degré jusqu'au centre. L'homme meurt, et ce passage de la vie à la mort n'est qu'un degré de plus, dont le moment est indéfinissable et la nuance imperceptible.

Le dernier degré de froid, est le froid extrême, tel que les Hollandais l'ont éprouvé dans leur navigation à la Nouvelle-Zemble, en 1556, ou même comme on l'a éprouvé quelquefois dans les pays les plus septentrionaux de l'Europe, dans les hivers à jamais mémorables par leur rigueur. Ce froid si violent peut se subdiviser lui-même en différens degrés au thermomètre ; mais ses effets sont toujours violens et destructeurs.

La faiblesse, causée par l'action de ce froid, produit une incapacité à agir, dont nous sentons souvent les prémices pour les bras et pour les jambes, même dans des degrés de froid moins rigoureux, puisque rien n'est si ordinaire que de les voir assez engourdis, pour que nous ne puissions ni écrire, ni tenir des armes. Cet engourdissement, cette inaction peut être portée jusqu'à la gangrène; ce qui arrive souvent dans les pays et dans les hivers malheureux don nous parlons. Les pieds, les mains, le nez, les endroits les plus éloignés de la circulation, en sont les premiers saisis. Une ardeur brûlante accompagne l'action de ce froid destructeur. Bientôt après, tout sentiment est détruit. Il succède à ces symptômes un engourdissement apoplectique.

Il n'est pas étonnant que ce froid si violent, poussé avec force par un vent impétueux dans les montagnes du Chili, ait pétrifié subitement des hommes et des chevaux.

Tout cesse dans la nature pendant ces froids excessifs, elle est comme engourdie; on ne trouve aucun signe de végétation extérieure. Les Hollandais ne trouvèrent aucune plante dans le voyage qu'ils firent à la Nouvelle-Zemble. Dans ces pays malheureux, ils ne trouvèrent que des renards et des ours qui, à l'abri d'une fourrure épaisse et de la chaleur qu'engendre leur corps, pouvaient supporter la vie, et ne pouvaient vivre que de renards.

Sans être porté à cette extrême rigueur,

l

le froid violent fait l'état habituel de beaucoup de peuples qui habitent vers le nord : ces pays sont peu fertiles, les hommes y sont petits, les animaux maigres et légers. Leur nourriture la plus ordinaire est du poisson desséché, de la viande boucanée. Ils n'usent point de végétaux, qui sont fort rares dans leurs pays, si le commerce ne les y apporte.

On peut présumer que les hommes nés nus ont dû de bonne heure, et par instinct, employer leur intelligence à se garantir du froid. Avant qu'ils se soient bâti des demeures, les creux des rochers et des cavernes ont dû leur servir d'abri. Ils ont ensuite observé que les quadrupèdes et les oiseaux étaient garnis de poils et de plumes qui servaient à les défendre des injures de l'air et des saisons; envier cet avantage, et sentir qu'on pouvait se l'approprier, ne furent qu'une même réflexion.

Les vêtemens qu'ils ont perfectionnés avec le temps, servent non-seulement à retenir la chaleur qui appartient au corps vivant, mais encore empêche que le froid ne pénètre jusqu'à la peau; pour se l'approprier, leur poids, en comprimant la surface du corps, favorise la circulation et la reproduction de la chaleur.

On est parvenu ensuite à procurer une chaleur aisée et commode dans l'intérieur des habitations, au moyen des cheminées et des poëles, où l'on entretient un feu capable de détruire les effets des froids, même les plus rigoureux, dans l'intérieur des appartemens que l'on échauffe dans le nord ; et lorsque le froid est de trente degrés et plus, on éprouve une chaleur douce, égale et agréable, que nous n'avons pas l'art de nous procurer dans nos climats tempérés.

C'est ainsi que les hommes sont parvenus à braver le froid, qui est un de leurs plus redoutables ennemis.

Le froid diminue l'incitation, en diminuant l'action des forces incitantes ; il diminue le stimulus de la chaleur, l'activité des fibres et des vaisseaux, l'énergie des sensations, et la vivacité de l'esprit. Si l'on se trouve trop échauffé, après un violent exercice, après une passion vive et une forte contention d'esprit, il suffira, pour se rafraîchir et devenir plus calme, de s'exposer à un air frais, de prendre des bains froids, ou de boire de l'eau froide.

Le froid est l'ennemi des animaux et des plantes. Il affaiblit tout le systême, et principalement la surface du corps sur laquelle il agit immédiatement. Le froid extrême, de même que la chaleur excessive produit l'atonie, le relâchement des vaisseaux, la gangrène et d'autres effets fâcheux.

Il est évident que le froid a une puissance débilitante. Il peut anéantir entièrement l'incitabilité dans une partie, ou dans tout le corps; et en considérant combien le principe vital des animaux dépend de la chaleur, on ne pourra douter que l'action du froid ne soit toujours plus ou moins directement affaiblissante. Aucun développement de vie ne peut se faire dans le froid, aucun œuf ne peut être couvé, aucune graine ne peu germer.

Il faut entendre par puissance sédative du froid, l'effet qu'il produit en diminuant l'énergie de l'incitation; car il est démontré par les expériences des Spalanzani, dans ses opuscules de physique animale et végétale, et par celle de Hunter, *journal de physique*, tome IX, pag. 224, que le froid ne produit pas la mort, comme on l'a communément cru, en gelant les fluides des animaux, ni en produisant une constriction de la surface, et en occasionnant un engorgement du cerveau, qui est suivi d'une léthargie mortelle. Quoique les fluides animaux, hors de l'influence du principe vital, se gèlent à un degré bien inférieur à celui de la congélation, ils ne perdent jamais leur fluidité dans un corps vivant, tant que l'activité vitale subsiste, quel que soit le degré de froid; s'il est vif et long-temps continué, son premier effet est de produire une sensation fort désagréable, à laquelle succède un engourdissement des extrémités, qui s'étend insensiblement à tous les muscles soumis à la volonté: ensuite il survient un penchant au sommeil, qui augmente au point de devenir insurmontable, et qui, si l'on y succombe, produit la mort.

Ce sont les habitans du nord qui sentent le plus vivement la propriété débilitante du froid rigoureux; ils deviennent alors tristes, silencieux; ils éprouvent un sentimemt de mal-aise. Les stimulans énergiques, le vin, l'eau-de-vie, les substances aromatiques, les alimens nourrissans, la danse, l'exercice, sont dans ce cas très-utiles, en s'opposant à l'abattement physique et moral qu'ils éprouvent.

Les circonstances qui rendent l'homme plus sujet à être affecté du froid, sont la faiblesse du système, et particulièrement la diminution de l'activité de la circulation, occasionnée par le jeûne, les évacuations naturelles ou artificielles, la fatigue, la débauche récente de la nuit, les excès des plaisirs de Vénus, les longues veilles, l'étude forcé, le sommeil, &c.

Lorsque les orifices des vaisseaux sont resserrés par la diathèse hypersténique, le froid a la propriété de rétablir la transpiration, en produisant le relâchement et l'atonie; c'est ainsi qu'il excite souvent l'éruption de la petite vérole et de la rougeole (*maladies hypersténiques*). L'inoculation nous a appris combien il était utile, dans la petite vérole discrète, de faire respirer aux malades un air frais, et de ne pas les exposer à la chaleur. Quand le cœur et les artères jouissent du degré d'énergie convenable, le froid, en agissant sur la surface externe du corps, peut affaiblir les vaisseaux cutanés, et diminuer ainsi la transpiration. On se sent robuste à l'approche de l'hiver; on court gaiement dans les rues, on cherche toutes les occasions de s'exercer; mais cette force, cette disposition au mouvement, cette agilité s'évanouissent bientôt, si le froid continue d'agir avec violence, et si son influence débilitante se communique aux parties internes. Mais la transpiration peut éprouver les plus grands dérangemens et se supprimer entièrement, si le froid, ou toute autre cause débilitante, affaiblit en même temps le cœur, les artères et les vaisseaux cutanés.

Un extrême degré de froid cause une extrême faiblesse; il peut, comme l'excès de la chaleur, produire la corruption des humeurs, la gangrène et la mort. La faiblesse directe et la débilité indirecte, portées au plus haut degré, peuvent donc finir par produire les mêmes effets.

Dans les pays où la violence du froid est extrême, on se soustrait plus facilement à ses effets funestes par l'exercice que par tout autre moyen. En général le froid est l'ennemi de la faiblesse; elle ne trouve pas en elle-même les ressources qui lui conviennent, pour combattre les effets violens de ce débilitant. Il faut que les gens infirmes se ménagent, principalement en hiver. C'est à juste titre que nos anciens ont prononcé que les hommes sains et vigoureux se trouvent encore plus forts en hiver, et que les gens faibles, au contraire, sont en meilleur état dans l'été; preuve évidente que le froid agit comme débilitant.

Si l'eau, l'air ou tout autre corps froid est subitement appliqué à la surface de quelques parties du corps plus chaudes que les autres, il se produit un sentiment vif et froid. On sait que souvent les femmes éprouvent des suppressions pour avoir passé d'un lieu chaud à un lieu froid; ce qui démontre combien elles doivent être circonspectes à ces époques périodiques, pour ne pas aller, quand il fait bien froid, dans les bals, les spectacles et les grandes assemblées, d'où elles sortent en sueur, pour subir l'action d'un froid d'autant plus nuisible, qu'elles ont eu plus chaud. Dans cette circonstance le froid seul des pieds, des mains, peut leur causer beaucoup de mal. Il en est de même des boissons bien froides quand on a bien chaud; elles ne manquent guère de procurer quelques inflammations (*asténiques*) fâcheuses.

L'air froid et humide affaiblit l'énergie des parties solides, et celle de la fonction vitale. Un air froid produit le catarre, la toux, la dispnée, la péripneumonie, le rhumatisme asténiques, la colique, la diarrhée, la dyssenterie, les fièvres intermittentes, nerveuses, les fleurs blanches, la paralysie et l'apoplexie. Ces maladies ne cèdent qu'à l'emploi des excitans efficaces, tels que le quinquina, la valériane, la cannelle, la serpentaire, le camphre, la liqueur anodine, l'éther sulphurique, l'opium, la chaleur, les bains chauds, &c. : le temps froid, les bains froids, et les autres débilitans les exaspèrent, et les portent au plus haut degré de violence.

Le froid est nuisible à l'enfant nouveau-né, aux vieillards, aux hypocondriaques, aux femmes délicates et hystériques, et, en général, à tous ceux qui sont affaiblis par une cause quelconque.

Les maladies de faiblesse sont plus fréquentes dans les hivers rigoureux que dans l'été, où il règne souvent des maladies inflammatoires les plus violentes, telles que l'esquinancie, la péripneumonie hypersténique, la petite vérole discrète, la scarlatine, la rougeole, le rhumatisme inflammatoire, &c.

Le froid est utile dans les maladies dans lesquelles il existe une chaleur réelle, une diathèse hypersténique, et un excès de force, et dans celles où la chaleur et les puissances incitantes, portées à un trop haut degré, font craindre la faiblesse indirecte. Tout le monde connaît l'avantage que l'on retire du froid, des boissons et des bains froids dans les vraies maladies inflammatoires, par exemple, la petite vérole discrète, le rhumatisme, le catarre, la scarlatine, la péripneumonie, la rougeole hypersténiques, &c. Aucun médecin, pour peu qu'il soit versé dans la pratique, ne prescrira le régime chaud et les bains tièdes dans ces maladies, où ils ne manqueraient pas de produire des effets funestes; ils accroîtraient de plus en plus l'énergie de la fonction vitale, ameneraient l'asténie indirecte, qui tue plus souvent que la débilité directe. Il ne peut être que nuisible dans tous les cas où la faiblesse existe déja, et plus particulièrement encore si elle est produite par des causes directement débilitantes, comme les saignées, les purgatifs, la faim et un régime trop végétal. Lorsque la faiblesse est peu considérable, les effets d'un mauvais traitement seront moins sensibles et moins dangereux; mais si le malade est très-affaibli, on pourrait causer sa mort, si l'on avait l'imprudence d'augmenter sa faiblesse par l'usage du froid. En effet, il n'y a aucune espèce d'asténie qu'on puisse guérir par des affaiblissans; elles exigent toujours l'usage des excitans, dont la dose doit être proportionnée à la violence du mal.

Dès qu'un homme entre dans le bain froid, il est saisi d'un frisson violent, qui est accompagné d'une contraction de la peau, d'une sorte de spasme qui lui donne l'apparence de la peau de l'oie. Il pâlit, ses lèvres deviennent livides, il peut à peine respirer, sa tête s'embarrasse, un tremblement convulsif agite sa mâchoire et ses membres, son pouls se concentre, il devient petit, irrégulier, il ressent des douleurs dans différentes parties; les vaisseaux sanguins de la peau, qui sont visibles dans l'état naturel, se rappetissent et disparaissent entièrement. Ce phénomène et la pâleur de la peau et du visage sont dus à la faiblesse générale de la surface du corps, le sang se reporte vers les parties internes, et sur-tout à ce que l'expansion de toute la masse du sang est considérablement diminuée par l'action du froid : ces deux causes agissent simultanément.

Il survient chez les personnes faibles, une douleur profonde dans les parties plongées dans l'eau bien froide. Ce douleur est de la nature de ce qu'on d signe sous le nom de crampe, et qui a siblement son siège dans les muscles

Enfin un froid mortel semble s'emp rer de lui, et sa mort est inévitable est faible, ou s'il y reste long-temps.

Tous les effets du bain froid peuv proprement se réduire à la soustracti du calorique. Le bain très-froid op cette soustraction avec violence : le b frais fait la même chose, avec mo d'activité, aussi est-il plus doux. Ce soustraction du calorique dans les o ganes du sentiment est désagréabl delà dérive la sensation désagréable qu fait éprouver, sans qu'il soit nécessai qu'un irritant actif la produise.

C'est par une propriété débilitan que les bains froids facilitent quelqu fois l'écoulement de l'urine retenue p une tension excessive. Il suffit de s' seoir sur une pierre froide, pour épro ver un certain relâchement, et souve la diarrhée. On peut employer avec su cès les bains froids dans certaines co tipations produites par la diathèse h persténique ; mais ce remède ne produit pas le même effet dans celles qui viennent de faiblesse : c'est à tort qu'on attribue à la propriété stimulante et tonique du froid le soulagement qu'il procure dans la rétention d'urine. S'il en était ainsi, les fomentations spiritueuses, appliquées extérieurement, seraient plus avantageuses. Et, en effet, ces derniers moyens seront employés avec beaucoup plus de succès que l'eau froide, dans les rétentions d'urine causées par la débilité ; le laudanum liquide, employé extérieurement et intérieurement, les sinapismes, les linimens volatils, produisent alors un avantage qu'on attendait vainement de l'eau froide.

On a observé depuis long-temps qu'il valait mieux se servir, dans les vraies inflammations externes, d'eau végéto-minérale froide plutôt que chaude. Les fomentations froides et les bains froids sont très-utiles dans les maladies hypersténiques, et nuisibles dans les asténies.

Les bains froids ne conviennent pas aux vieillards, aux femmes délicates, hystériques, aux hypocondriaques, et aux personnes faibles et maladives. Les bains froids qu'on fait prendre aux enfans, produisent souvent de grands inconvéniens. Je regarde comme excellent en principe, qu'on ne doit pas élever les enfans dans la mollesse ; qu'il faut les habituer de bonne heure à toutes les températures, en leur faisant faire du mouvement en plein air et dans toutes les saisons ; qu'il ne faut pas les vêtir trop chaudement, ni que leurs chemises soient chauffées, à moins qu'ils ne soient malades : on ne doit pas, après les premières années, les faire coucher dans des chambres chaudes, quoiqu'il soit essentiel de les couvrir convenablement la nuit. De ce que quelques enfans se portent bien et deviennent robustes, on n'en peut rien conclure ; n'en voit-on pas un grand nombre d'autres également sains et robustes, malgré l'éducation physique la plus vicieuse? La plus grande partie des hommes, doués de force et de santé, n'ont jamais fait usage de bains froids. On croit pouvoir endurcir le corps et le rendre indépendant des variations de l'athmo phère; mais on voit assez de ces enfans qu'on avait baignés dans l'eau froide, dès leur plus tendre jeunesse, être aussi sujets aux rhumes et aux enchifrenemens que d'autres qu'on avait élevés sans mollesse, quoiqu'on n'eût pas employé une méthode aussi violente.

C'est à tort qu'on nous cite les peuples sauvages qui, sans contredit, sont élevés durement, et souvent dans le plus grand froid : on nous dit qu'ils jouissent de la meilleure santé; qu'ils sont dans un état de vigueur et d'élasticité; que leur marche forte et cadencée ressemble à une danse continuelle, &c. Il est très-vrai que les Sauvages qui résistent et conservent la vie, sont sains et robustes; mais aussi tout ce qui est d'une faible constitution meurt jeune des effets de cette éducation. La nôtre a l'avantage de conserver les faibles, et si nous ne sommes pas aussi vigoureux que certains Indiens, ce degré de force ne nous est pas nécessaire pour jouir d'une bonne santé, et goûter les plaisirs de l'existence. On voit aussi parmi nous des enfans, et sur-tout des garçons bien constitués, qui reçoivent une éducation physique raisonnable, et dont les facultés intellectuelles n'ont pas été tendues de trop bonne heure; leur marche, par le sentiment de bien-être, de force et de courage qu'ils éprouvent, est comme celle des Sauvages, une espèce de danse; de trois pas ils en sautent deux; toute leur marche est cadencée, et depuis cinq jusqu'à six ans, elle devient très-solide.

Le bain froid donne à un corps jeune les qualités d'un corps âgé, et il est impossible qu'il en puisse résulter rien d'utile. Il suffira, pour se convaincre de la vérité de ce que j'avance, d'examiner la peau des enfans auxquels on a fait prendre beaucoup de bains froids, je n'en ai jamais vu de semblable chez d'autres; elle est plus sèche et plus dure qu'il ne convient à cet âge : je l'ai vu, dans des temps froids, devenir si écailleuse et si dure, autour des hanches, qu'elle se gersait, et qu'on était forcé de recourir à l'application des corps gras, pour lui rendre de la souplesse. Il y a contradiction évidente à vouloir donner au corps, dans la jeunesse, la consistance

sistance de l'âge avancé, tandis qu'on voudrait bien, lorsqu'il y est parvenu, le rajeunir et le rendre plus souple à l'aide des bains chauds.

L'exemple des Anglais qu'on nous oppose, ne fait que confirmer la vérité de mon opinion. Il faut partager la nation anglaise en deux classes. La première, qui est la moins nombreuse, imite les modes et les manières françaises, se pique de sensibilité, de *bon ton*, et d'amour pour la littérature : elle renferme un très-grand nombre de personnes affectées de consomption, de maladies des articulations; des femmes attaquées de fleurs blanches, et qui ont peu de gorge : c'est cette classe, en un mot, qui nous offre toutes ces maladies qui sont beaucoup plus communes en Angleterre que dans les autres pays. Les marins de tous les rangs forment la majeure partie de la seconde classe; ils sont accoutumés à se livrer à des exercices très-violens, et à se réchauffer par des alimens succulens et des liqueurs fortes. Les individus de l'une et de l'autre classe font également usage de bains froids; mais ils en éprouvent un effet bien contraire. En effet, ces bains augmentent de plus en plus la faiblesse des premiers, et les réduisent à un état déplorable; tandis que le froid, en diminuant dans les seconds la chaleur et les stimulus excessifs, prévient la débilité indirecte qui en serait une suite inévitable, ou du moins en alternant avec le chaud, maintient un degré modéré d'incitation. On trouve également parmi nous des personnes vigoureuses qui font usage avec succès des bains froids, pour rafraîchir leur sang trop échauffé. Généralement parlant, l'action du froid, unie à celle des stimulans, est avantageuse.

On devrait être plus circonspect qu'on ne l'est, dans la prescription des eaux minérales. Ce que j'ai dit des bains froids peut également s'appliquer aux boissons froides. Un air pur, une agréable société, les plaisirs de l'amour, la danse les alimens succulens, les boissons spiritueuses, et la chaleur du soleil, sont autant de stimulans qu'on trouve dans les endroits où l'on prend les eaux; ils pourraient même occasionner la faiblesse indirecte dans quelques sujets, si l'usage de l'eau froide ne la prévenait pas : mais les personnes faibles qui manquent de ce stimulus, ne peuvent faire usage des eaux minérales froides sans éprouver des flatuosités, des nausées, des étourdissemens, et d'autres symptômes de faiblesse. Les sujets faibles mêlent, avec avantage, l'eau minérale froide avec l'eau chaude ; c'est par la même raison que les eaux chaudes d'Aix-la-Chapelle leur sont plus utiles que les eaux froides de Spa.

Les bains, le régime et les boissons froides ont toujours des effets funestes dans toutes les maladies de faiblesse, telles que les fièvres intermittentes, nerveuses, putrides, l'épilepsie, la diarrhée, la dyssenterie, &c. et sont couronnés d'un succès heureux dans celles dues à une énergie trop exaltée de la fonction vitale.

Des adultes vigoureux en santé supportent souvent bien les bains froids très-courts, et lorsqu'ils ont soin, après la sortie du bain, de se faire essuyer et frotter, et de se donner du mouvement. Je regarde aussi la notation dans la mer, ou dans une rivière, échauffée par le soleil, comme sans inconvénient pour eux; mais nager n'est pas, à proprement parler, se baigner dans l'eau froide; et il n'en est pas moins certain, que des personnes en santé se sont souvent mal trouvées du bain froid. L'on pourrait appliquer à quelques-uns l'épitaphe ingénieuse, gravée sur le tombeau d'un Italien, qui s'était tué, à force de prendre des remèdes. *Stavo bené per star meglio, sto qui :* j'étais bien : je suis ici pour avoir voulu être mieux.

Hippocrate dit : *(de locis, aqua et aere)* lorsque l'eau est froide, sèche et crue, elle empêche les évacuations périodiques du sexe, ne permet pas d'accoucher facilement, éteint la source du lait, ôte la force de l'estomac et cause des maux de tête. Il attribue aux bains froids des propriétés débilitantes, il dit : *(Hippocrat. aphorism. sect. V. aphorism. XVII. XVIII)* qu'ils produisent des convulsions, le tétanos, la fièvre, qu'ils sont nuisibles aux os, aux nerfs, au cerveau, &c. que la chaleur est l'amie de la faiblesse, et que le froid en est l'ennemi mortel.

Il ne permet l'usage des bains froids qu'aux jeunes gens qui sont robustes, et à ceux qui ont un tempérament trop chaud.

Galien dit (en parlant des Romains), que ceux qui jouissaient d'une santé robuste, allaient se jetter dans l'eau froide, ou s'en faisaient verser sur le corps. Ceux qui n'étaient pas bien portans s'abstenaient du bain froid. Il recommande l'exercice avant le bain froid, les frictions sèches jusqu'à la rougeur de la peau, de n'y pas séjourner trop long-temps, de peur de tomber en syncope, et de voir quelquefois suivre la mort. Il a observé une paralysie de la vessie, produite par l'usage des bains froids. Cette effet aurait dû le convaincre de leur propriété débilitante.

Celse défend les bains froids dans les affections nerveuses, les violens maux de tête, dans les fièvres lentes, les fièvres putrides, la tierce fausse, les affections pituiteuses, &c.

On doit éviter, dit *Aëtius*, l'action trop long-temps continuée du froid. Il croit que rien n'est plus utile aux gens sains, pour maintenir leur force et leur énergie, que de faire usage des bains froids, observant toutefois qu'il faut dans ces cas jouir bien réellement d'une santé complette. Il veut qu'alors on plonge brusquement tout le corps dans l'eau, qu'on se fasse frotter lorsqu'on en sort, jusqu'à ce que la peau soit bien échauffée, et qu'on se fasse oindre ensuite avec de l'huile.

Paul d'Egine recommande le froid, et les bains froids dans toutes les maladies qui doivent leur origine à une augmentation d'énergie de l'incitation.

Sydenham, *Tissot*, *Hufeland* et un grand nombre d'autres médecins célèbres, ont employé, avec des succès marqués, le froid dans la petite vérole, le catarre, le rhumatisme, l'enchifrenement, lorsqu'ils étaient de nature vraiment inflammatoire.

Les bains froids, dit *Huxham*, excitent, dans celui qui les prend, une espèce d'accès de fièvre intermittente; le sang est refoulé vers le cœur, il s'arrête dans les artères cutanées, &c. Un homme faible peut mourir dans un bain froid, dans lequel il resterait trop long-temps; comme il peut périr dans un accès de fièvre, par la résistance que le cœur trouve dans l'exercice de ses fonctions.

Cullen pense que la cause éloignée la plus commune du rhumatisme nerveux, est le froid qui agit spécialement sur les vaisseaux des articulations, parce qu'ils sont moins couverts de tissu cellulaire que ceux des parties intermédiaires des extrémités. Il occasionne souvent la toux qui constitue le commencement de la phthisie; il dispose à la goutte, favorise le scorbut; le froid des pieds et du bas-ventre produit la diarrhée, la dyssenterie; l'action du froid est nuisible aux phthisiques, aux nouvelles accouchées; il est pernicieux dans l'asthme, les fièvres intermittentes, nerveuses, &c. et il est utile dans les vraies maladies inflammatoires.

Marcard assure que rien n'est plus dangereux que de faire prendre des bains froids aux personnes épuisées par l'onanisme, ou par la jouissances des femmes. C'est sur-tout, ajoute-t-il, dans le cas où les fonctions du systême sont très-faibles, que le bain froid est très-dangereux. J'ai vu, dit *Joseph Frank*, un malade attaqué de tétanos, expirer au moment où on le mit dans un bain froid.

Marcus, Weikard, P. Frank, Ræschlaub, Thomann, recommandent le régime et les bains froids dans les hypersténies, et les défendent sévèrement dans les maladies de débilité. Marcus emploie avec succès les fomentations froides dans la péripneumonie inflammatoire, les maux de tête qui se manifestent dans les hypersténies, &c.

J. Frank prescrit dans les hypersténies le régime froid, et pour boisson de l'eau froide; mais pour la rendre plus agréable il y fait bouillir des fruits, et y ajoute un peu de sucre.

Nous avons vu dans le cours de ce chapitre, que le froid affaiblit l'intensité de la vie, qu'il cause des maladies de faiblesse, qu'il a la propriété de prévenir l'asténie indirecte, qu'il est avantageux aux jeunes gens robustes, et nuisibles aux personnes délicates, qu'il est salutaire dans les hypersténies, et très nuisible

nuisible dans les asténies; enfin que les médecins les plus célèbres conseillent son usage dans les inflammations, et proscrivent le régime et les bains froids dans toutes les maladies qui doivent leur origine à la débilité de la fonction vitale.

De tout ce que je viens de dire, il résulte que le froid, les bains froids, &c. diminuent l'énergie de l'incitation, ou, en d'autres termes, qu'ils affaiblissent directement, sans que la débilité soit précédée d'un état hypersténique. Peu nous importe que cet affaiblissement soit l'effet d'une perte considérable du calorique, dont la privation aura diminué le ton des fibres, ou de la faiblesse générale, qui est la suite nécessaire du défaut des forces incitantes, qui peuvent seules donner à tout le système l'activité dont il jouit, ou enfin de la sensation désagréable que produit le froid, laquelle doit être mise au nombre des puissances débilitantes. On pourra à présent expliquer les symptômes de l'alternative de la chaleur et du froid, et la manière dont le froid fortifie. On concevra comment le bain froid et les fomentations froides peuvent fortifier, quand leur action est suivie de la chaleur, et comment l'air frais, ou le bain froid, peuvent soulager, lorsque l'action d'une chaleur excessive, des boissons spiritueuses, d'un exercice violent, ou de quelqu'autre stimulant, fait craindre un état hypersténique, ou même la faiblesse indirecte.

CHAPITRE V.

Des objections faites contre la vertu débilitante du froid.

1er. *Les peuples du Nord sont plus robustes que ceux du Midi.*

Cette proposition, énoncée généralement, est fausse; car les habitans des pays froids qui sont voisins du pôle, loin d'être vigoureux, sont réduits à la plus grande faiblesse : il suffit, pour s'en convaincre, de lire l'histoire des voyages dans ces horribles contrées. Les Lapons, dit Voltaire d'après le témoignage des voyageurs, n'ont que trois pieds de hauteur : ils sont pâles, ils ont des cheveux courts, durs et noirs, et le teint olivâtre; toutes les parties de leur corps les distinguent des peuples qui avoisinent leurs déserts; leurs facultés intellectuelles sont proportionnées à celles de leur corps. Enfin Maupertuis appellait les Lapons le rebut de l'espèce humaine. Comment rendre raison de la faiblesse de ces nations, si le froid agissait en fortifiant? L'on ne peut admettre que l'action trop violente du froid produise d'abord une hypersténie, et puis une débilité indirecte; car, dans ce cas, le froid devrait la faire disparaître; et une chaleur considérable être nuisible à ces peuples. Mais l'expérience prouve le contraire, les vieillards, les femmes délicates, les personnes faibles de ces contrées, se trouvent très-bien des climats chauds, et le séjour dans les pays méridionaux les délivre ordinairement de maladies dont ils sont affligés.

L'observation apprend aussi, qu'en général les Asiatiques et les Africains, sous la Zône torride, sont plus faibles que les habitans des climats tempérés. On voit donc que la chaleur excessive cause également la faiblesse ; mais elle affaiblit indirectement. Nous avons vu précédemment que le calorique appartient aux stimulans efficaces, qu'il rehausse l'énergie de la fonction vitale, produit des maladies inflammatoires, et l'asténie indirecte.

Quand même quelques peuples, qui se trouvent placés dans la partie la plus froide des climats tempérés, seraient plus vigoureux que les habitans de la portion la plus chaude de ces mêmes régions, que pourrait-on en conclure en faveur de la prétendue propriété tonique du froid ? Suivrait-il delà que les peuples du nord sont plus forts que ceux des contrées méridionales, et que le froid fortifie, et que la chaleur affaiblit ? Si l'on passe en revue toutes les influences qui agissent sur ces nations, on trouvera facilement la cause de leur force ou de leur faiblesse corporelle.

Si l'on considère avec attention le grand nombre de puissances débilitantes à l'action desquelles sont exposés les Asiatiques, on sera surpris d'entendre dire que la chaleur excessive est l'unique cause de leur faiblesse. Ne doit-on pas plutôt attribuer la débilité qu'ils éprouvent à la vie molle qu'ils mènent, la paresse, la débauche, la superstition, une mauvaise éducation physique, à l'esclavage, au despotisme, au fanatisme, au luxe, à l'abstinence des alimens substantiels et des liqueurs spiritueuses, ou à l'usage immodéré des excitans les plus efficaces, tels que l'opium, les boissons enivrantes, les épices, &c.

Il y a trois mille ans que les Egyptiens et les Perses étaient des peuples très-robustes et très-guerriers ; mais la mollesse et la débauche les avaient énervés au point qu'Alexandre n'eut point de peine de les subjuguer avec une poignée de Macédoniens. Les Romains ont vaincu les Grecs, les Carthaginois affaiblis par les mêmes causes que les Perses, et un grand nombre d'autres nations qui demeuraient dans des pays plus froids qu'eux. L'orgueil, la licence des mœurs, le luxe, la débauche, les factions, le despotisme, &c. ont mis ces Romains indomptables au rang des peuples précités. C'est en vain que l'on cherche ce peuple jadis si robuste et si belliqueux dans ce climat qui n'a point subit de changement. Est-ce le changement du climat qui a rendu nos Français si redoutables à leurs ennemis? Il est clair que la chaleur ou le froid a le moins contribué à la force ou à la faiblesse de ces nations.

Si dans des pays moins froids, comme par exemple, dans les contrées méridionales de la Russie, les hommes sont véritablement robustes, on ne doit pas attribuer cet avantage au climat, mais à leur manière de vivre, aux exercices auxquels ils se livrent, tels que la chasse, la course, la danse, à la grande quantité de nourritures tirées du règne animal, et aux liqueurs spiritueuses, par lesquelles ils réparent, en quelque sorte, le défaut de chaleur; car un stimulant peut suppléer à la privation d'un autre; d'ailleurs ils sont bien vêtus, et vivent dans des appartemens bien échauffés. Ces stimulus puissans consumeraient leur incitabilité, et produiraient la faiblesse indirecte, si le froid ne s'y opposait et ne maintenait l'équilibre. Mais si les habitans du Nord avaient l'imprudence d'unir le froid aux autres affaiblissans, à la saignée par exemple, à la faim, aux boissons aqueuses, &c. avec quelle promptitude ne détruiraient-ils pas leur santé! Ce serait alors qu'ils seraient attaqués d'hydropisie et du scorbut auquel on est exposé dans ces contrées, et qu'ils seraient enfin bientôt réduits à une insensibilité physique et morale.

La force extraordinaire de quelques individus du Nord ne prouve rien en faveur de la vertu excitante du froid. Il se trouve des hommes très-forts dans tous les climats; cette force n'est due ni à la chaleur ni au froid, mais à des humeurs saines, à une nourriture substantielle, une bonne éducation physique, à l'exercice du corps, l'usage des liqueurs spiritueuses, &c.

Dans les climats froids, les hommes deviennent, en général, plus âgés que dans les climats brûlans du midi, et cela par deux raisons : d'abord, parce que la consommation de la vie est plus forte dans le climat chaud, et ensuite parce que le climat froid est celui de la tempérance, et que par-là même, la consommation est arrêtée. Mais ceci n'est vrai que jusqu'à un certain point. Le froid excessif du Groënland et de la nouvelle Zélande abrège aussi la vie.

L'observation fait voir que les maladies par asténie directe, telles que les fièvres intermittentes, le scorbut, la goutte, l'hydropisie, les fleurs blanches, l'apoplexie, les maladies convulsives, &c., sont plus fréquentes dans les pays froids que dans les pays chauds; que les habitans des climats tempérés jouissent de la santé la plus parfaite, et qu'ils atteignent un âge très-avancé.

Il suit de tout cela que le froid, bien loin d'augmenter l'énergie vitale des habitans du nord, les affaiblit, et les rend sujets à une foule de maladies asténiques, dont sont exempts les peuples du midi.

2e. *Nous sommes plus vigoureux dans l'hiver que dans l'été.*

Cette assertion n'est vraie qu'à l'égard de ceux à qui leur fortune permet de se bien nourrir et de se vêtir chaudement; de ceux qui sont jeunes et robustes, et qui ont de la disposition aux maladies causées par un excès de force. Les personnes faibles et cachétiques se trouvent, au contraire, beaucoup mieux de la chaleur. Parmi les goutteux, les hydropiques, les asthmatiques, les hypocondriaques et les phthisiques, en est-il un seul qui jouisse d'une meilleure santé l'hiver que l'été? La vigueur dont jouit, pendant l'hiver, une personne bien nourrie, bien vêtue, qui fait beaucoup de mouvemens, et qui fait usage des alimens succulens et des boissons spiritueuses, ne prouve point la propriété fortifiante du froid. Le froid ne fortifie alors qu'en diminuant les effets d'un régime trop échauffant, et en réduisant la chaleur au degré nécessaire à l'état de santé. Si l'on se trouve incommodé après un bon repas, la diète observée pendant un certain temps semble donner des forces; doit-on en conclure que la diète est un excitant? Une boisson abondante d'eau froide peut ranimer les forces abattues par le vin pris en plus grande quantité que de coutume ; s'ensuit-il que l'eau froide soit un excitant?

Il y a une différence essentielle entre *se sentir plus fort*, *et être réellement plus fort* ; de même que *se sentir plus faible, et être réellement plus faible*. Le sentiment d'une plus grande force, ou d'une plus grande faiblesse, repose sur l'augmentation extensive de l'incitation, tandis que la force et la débilité réelles dépendent de l'accroissement intensif de la fonction vitale. En effet, l'expérience apprend que les personnes qui sont dans une prédisposition hypersténique, sur lesquelles agit un grand nombre de puissances incitantes, qui ont une quantité suffisante de bonnes humeurs, et qui sont à la fleur de leur âge, se sentent trop faibles et épuisées ; cependant cette débilité apparente (*diminution extensive de l'incitation*), est due à une augmentation trop exaltée de la fonction vitale (*augmentation intensive de l'incitation*). Tous les remèdes, tels que la saignée, les purgatifs, une diète rigoureuse, susceptibles de diminuer la force superflue dont elles jouissent, leur redonnent la santé. Au contraire, souvent lorsqu'on est réellement affaibli par l'action des puissances nuisibles débilitantes, on se sent plus fort que dans l'état de santé. Les personnes sujettes à des hémorragies de l'utérus, des poumons, &c., se croient presque toujours plus vigoureuses le jour où l'écoulement sanguin reparaît, et cependant on a besoin d'avoir recours aux excitans les plus énergiques pour combattre avec avantage ces formes de mal-aise.

Pour que l'on pût tirer de ces faits un argument en faveur de la propriété fortifiante du froid, il faudrait que des personnes attaquées de maladies par asténie directe, se trouvassent mieux en hiver qu'en été. Le froid devrait frapper les individus sains et robustes d'une hypersténie, et la chaleur d'une asténie directe de l'incitation. Mais l'observation en prouve le contraire : les personnes affligées de la goutte, de la fièvre nerveuse, de la diarrhée, de la dyssenterie, de l'hystérie; les hypocondriaques, les étiques, les pulmonaires, les filles chlorotiques, &c., se trouvent plus mal en hiver qu'en été, et la chaleur contribue au rétablissement de leur santé.

Les maladies de faiblesse, telles que le synochus, le typhus, la péripneumonie asténique, les fièvres intermittentes, &c. sont beaucoup plus communes dans les hivers rigoureux que pendant l'été.

3e. *Le froid produit les maladies inflammatoires.*

Il est faux, et mille fois faux que toutes les maladies inflammatoires que l'on observe en hiver soient d'une nature hypersténique, et produites par l'action trop violente des puissances incitantes. L'expérience démontre que la péripneumonie, le catarre, le rhumatisme, l'esquinancie, la rougeole, la fièvre scarlatine, &c. cèdent souvent dans l'espace de quelques jours à la méthode fortifiante : preuve évidente qu'ils étaient dus à la faiblesse directe ou indirecte de la fonction vitale. J'ai démontré dans le 1er. *tome du Recueil d'observations*, que l'inflammation est tantôt hypersténique, tantôt asténique, et qu'en général l'une et l'autre est engendrée par des puissances nuisibles affaiblissantes, capables d'occasionner une différence graduelle de l'incitation dans les différens organes du corps. Les observations des plus grands médecins nous apprennent aussi que les maladies inflammatoires (hypersténiques) sont très-communes pendant les grandes chaleurs de l'été, par exemple, le phrénitis, l'insolation, le catarre, le rhumatisme, la petite vérole, la manie hypersténique, &c.

Girtaner et J. Frank ont prouvé, par des expériences directes, que la chaleur détruit l'incitabilité (*réceptivité*). Ils ont fait périr par le moyen de la chaleur différens animaux, tels que des chats, des chiens, des oiseaux, &c.; et ils ont observé que la chaleur les privait de leur *irritabilité*. L'application du stimulus de l'électricité excitait à peine alors la contraction du cœur et des artères. L'action des rayons du soleil détruit l'incitabilité de *l'hedysarum girans*. Le célèbre Fontana et Medicus ont prouvé que l'incitabilité des plantes est très-abondante le matin, et qu'elle est peu considérable le soir. Cette diminution d'incitabilité est due à l'action de la chaleur que la plante a éprouvée pendant la journée. Le froid qui n'est que la diminution du calorique, doit donc accumuler la réceptivité ; et comme les puissances incitantes les moins actives peuvent produire une incitation énergique, lorsqu'elles agissent sur une incitabilité très-abondante, il s'ensuit que les personnes faibles seront plus facilement affectées de maladies hypersténiques, si, après avoir éprouvé l'action du froid, elles s'exposent à celle de la chaleur ; delà ces maladies (hypersténiques) qu'on prend en venant de l'air froid dans une chambre chaude, et que les médecins attribuent à une transpiration supprimée ; hypothèse entièrement fausse. La privation du calorique et de la lumière, fait tomber, pendant l'hiver, les animaux et les végétaux dans un état de langueur. Leur réceptivité s'accumule pendant cette saison à un tel point, que le moindre stimulus peut les ranimer au printemps. La végétation nous présente les mêmes phénomènes : les plantes, alternativement exposées au froid et au chaud, prennent un accroissement plus prompt.

Le corps doit avoir moins de force en été qu'en hiver, parce qu'on se livre à des travaux excessifs, qu'on prend une nourriture moins succulente, et parce que les sécrétions sont plus considérables dans cette saison que dans l'hiver, où on se livre plus fréquemment à la bonne chère, on fait un usage excessif des liqueurs spiritueuses, on est chaudement vêtu, et l'on se tient d'ordinaire dans des chambres bien échauffées : tout le monde sait que le calorique tend toujours à se répandre et à se mettre en équilibre dans les différens corps. Ceci fait comprendre avec quelle violence la chaleur qui s'exhale d'un poële bien échauffé, pénètre le corps d'une personne qui vient de s'exposer à l'action du froid. Quel est celui qui ne se trouve pas attaqué de douleurs de tête et de rhumes, lorsque vers la fin de l'automne on commence à échauffer son appartement? Il n'est pas nécessaire pour cela de sortir de chez soi; à peine le poële est-il échauffé, qu'on est souvent attaqué de ces maladies, qui cèdent aisément à l'action du froid, ou d'autres légers débilitans.

Les personnes faibles, les pauvres, les gens mal nourris sont affligés pendant les hivers rigoureux de rhumatalgie, de goutte, de dyssenterie, de convulsions, de colique, de synochus, de typhus, &c. Toutes ces maladies reconnaissent pour cause une débilité directe de l'incitation, et leur curation exige l'usage des excitans. Les individus qui se trouvent dans la prédisposition asténique, éprouvent une détérioration manifeste de leur état en hiver. D'où il suit que le froid diminue la force des puissances incitantes, et qu'il affaiblit directement l'énergie de la fonction vitale. Cependant je dois avouer que les maladies inflammatoires (*hypersténiques*) ne sont pas très-fréquentes pendant l'hiver; en général, les inflammations par asténie directe sont beaucoup plus communes que l'on ne pense, et le froid en est la cause la plus fréquente.

4e. Je reconnais (dit le grand *P. Frank*, professeur de l'institut clinique à Vienne) avec Brown, que le froid n'est que l'absence de la chaleur; il est à son égard,

égard, ce que l'ombre est à la lumière. Or, si le calorique est un puissant stimulant pour les corps animés, comme on ne saurait le nier, comment supposer que l'action prolongée du froid sur ces mêmes corps déja affaiblis par d'autres causes, puisse augmenter en eux le ton des fibres et l'énergie du principe vital ? Mais quoiqu'il soit strictement vrai que le froid long-temps continué, diminue les forces, et qu'il peut aller jusqu'à détruire la vie, il n'en est pas de même lorsque son application est passagère. Les particules ignées qui s'échappent du corps animé pour se mettre en équilibre dans les corps qui l'entourent, stimulent la peau au moment où elles s'en séparent, et y produisent une sensation désagréable. C'est ainsi que la matière électrique occasionne aussi, en la quittant, un sentiment de douleur. C'est donc à un stimulus réel, et non au froid proprement dit, qu'on doit rapporter les effets salutaires qu'on a trop souvent attribué à celui-ci.

a. S'il est vrai, comme l'illustre Frank

l'avoue lui-même, que le calorique est du nombre des stimulus les plus efficaces, il est évident que sa soustraction diminue la force des puissances incitantes, et, par conséquent, l'énergie de la fonction vitale. Cela doit avoir lieu toutes les fois que le froid agit sur le corps vivant, soit qu'il soit long-temps continué, ou que son action ne soit que passagère, si ce n'est que dans le premier cas il produira une faiblesse plus considérable que dans l'autre.

b. On ne voit pas pourquoi les particules ignées, en sortant du corps, occasionneraient une sensation différente de celle qu'elles produisent en y entrant, si l'on ne considère que leur impression directe. La sensation du froid qu'elles excitent dans le premier cas, tient à l'état dans lequel elles laissent la peau, et cette sensation est d'autant plus vive et plus douloureuse, que la peau a déja perdu davantage de la chaleur qui lui était nécessaire; elle est plus agréable, au contraire, quand la chaleur de la peau est plus grande que ne le comporte son état naturel. La comparaison avec l'effet de l'étincelle électrique n'est pas juste, puisqu'ici la sensation est toujours proportionnée à la force de l'étincelle, et qu'elle est absolument la même, que l'électricité soit positive ou négative.

c. Si le calorique, en s'échappant du corps, agissait en stimulant, il s'ensuivrait que l'action d'un froid passager est toujours utile dans les asténies ; mais l'expérience en prouve le contraire. Le froid exaspère toutes les maladies de faiblesse, et la chaleur contribue à leur guérison.

5°. *Les adversaires de la nouvelle théorie disent que le froid est un stimulant énergique, et qu'il n'affaiblit que par son action excessive, ou trop long-temps continuée.*

a. Tous les stimulus qui, par leur action trop considérable, produisent la faiblesse, augmentent d'abord l'énergie de l'incitation, et amènent un état hypersténique qui se change en asténie indirecte. L'opium, les alimens recherchés, un excès de colère, les plaisirs de l'amour, les liqueurs spiritueuses accroissent l'intensité de la vie, occasionnent une hypersténie, et puis cette espèce de débilité que Brown appelle indirecte; mais le froid produit la faiblesse sans qu'elle ait été précédée d'une exaltation de la force vitale.

b. Toutes les maladies qui proviennent d'un excès des forces incitantes, ne se guérissent que par l'emploi des stimulus les plus efficaces. On administre d'abord un excitant équivalant à peu près à ceux qui ont occasionné la maladie, et on y substitue peu à peu des stimulans plus faibles, jusqu'à ce qu'on ait obtenu ce degré modéré d'incitation qui constitue l'état de santé. La faiblesse produite par une trop grande quantité de boissons spiritueuses, confirme pleinement ce que j'avance ici. Si un buveur éprouve le matin une extrême prostration de forces, des tremblemens, &c. quel sera le remède propre à lui donner une nouvelle vigueur? Une petite quantité de vin suffirait-elle? N'est-on pas obligé, au contraire, de lui faire prendre l'esprit de vin le plus fort? Son incitabilité épuisée exige alors les stimulus les plus énergiques. D'après les principes de nos adversaires sur l'action du froid, il faudrait, pour rappeler à la vie un homme mort de froid, employer les stimulans les plus puissans; mais tout le monde sait qu'en pareil cas il faut commencer par les stimulus les plus doux, et passer petit-à-petit aux plus efficaces, traitement qui ne convient qu'aux maladies par asténie directe. Nous en avons encore un exemple dans les personnes long-temps tourmentées par la faim, auxquelles il ne faut donner d'abord qu'une petite quantité de nourriture.

c. Si le froid extrême produisait, en vertu de sa propriété excitante, la faiblesse indirecte, une chaleur excessive devrait donner naissance à la débilité directe. Mais l'observation est en contradiction avec cette assertion. Une personne exposée à un froid léger, n'en éprouve aucun inconvénient; mais à mesure que le degré de froid augmente, toutes les fonctions deviennent languissantes et s'exécutent avec peu de vigueur; la face et la peau pâlissent, le pouls est faible, petit et concentré, la transpiration supprimée, &c. et on prescrit avec succès des faibles stimulans pour remonter l'énergie de l'incitation. Au contraire, si une chaleur modérée agit sur la même personne, son visage s'anime, le pouls est fort et plein, la peau se rougit, la transpiration est grande, et si la chaleur va en augmentant, l'énergie de l'incitation atteint un haut point d'intensité, et amène la débilité indirecte. Dans ce cas il faut avoir recours aux stimulus les plus forts, tels que les bains chauds, l'opium, les vins généreux; or cette méthode curative n'est indiquée que dans l'asténie indirecte : donc la chaleur fortifie et le froid affaiblit directement.

Lorsque la chaleur agit sur le corps, elle stimule et accroît l'incitation : mais si son action est trop forte ou trop long-temps continuée, elle produit l'hypersténie qui, abandonnée à elle-même, se change en asténie indirecte. Le froid dans ces circonstances, appliqué à un degré convenable, modère la chaleur excessive, réveille l'activité des fibres, et augmente la vigueur du corps; c'est sous ce seul point de vue qu'on peut le considérer comme un tonique. Il diminue l'énergie des mouvemens vitaux, et les ramène à de juste bornes, la saignée, la diète, les purgatifs et tous autres affaiblissans produiraient le même effet; doit-on pour cela les considérer comme des excitans ?

C'est ainsi qu'on peut expliquer comment la glace et l'eau froide fortifient l'habitant des contrées méridionales, sur le point d'être épuisé par l'action de la chaleur.

6.e *Le froid augmente, par sa propriété astringente, la densité de la fibre; il en accroît par conséquent l'énergie.*

Les corps que l'on a soumis à l'action du froid ou de la chaleur, loin d'être vivans, n'étaient pas même organisés. Les expériences que l'on fait sur des corps organiques, présentent des résultats bien différens : le ménuisier met les planches au soleil, dans un four ou une chambre bien échauffée, sachant que la chaleur raccourcit le bois humide ; la chaleur resserre les peaux et le cuir, et un morceau de viande exposé à la chaleur, diminue considérablement de volume. D'où il suit qu'il est faux que le calorique distend toujours le corps et que le froid le resserre. D'ailleurs les expériences faites sur les corps privés de vie ne prouvent rien ici.

L'observation nous apprend que, dans un grand nombre de cas, il y a un resserrement visible de plusieurs organes, qu'il faut absolument à la faiblesse de l'incitation, puisque les passions débilitantes, et d'autres affaiblissans peuvent produire le même effet. La frayeur, la terreur, &c. font quelquefois cesser es hémorragies considérables, cela ne peut avoir lieu que par une contraction et un resserrement des orifices des vaisseaux sanguins.

Les hémorragies, les saignées trop copieuses, les grandes blessures et les superpurgations, occasionnent souvent la syncope, accompagnée d'une constriction de toutes les parties du corps ; cependant tout le monde sait que, dans ce

cas,

cas, les stimulans volatils ont de bons effets, d'où il résulte que la syncope causée par les hémorragies, les saignées abondantes, &c. est due à la débilité de la fonction vitale, à moins que l'on ne soutienne que ces puissances nuisibles appartiennent à la classe des excitans, et soient susceptibles d'augmenter l'énergie de l'incitation. Dans l'asphyxie et dans les différens états de faiblesse, où le cœur et les artères ne peuvent pas pousser le sang dans les extrémités des vaisseaux; ce qui en diminue le diamètre, et rend, par la même raison, moins considérable le volume des parties auxquelles ils se portent.

Dans les spasmes et les convulsions, telles que l'épilepsie, la danse de Gui, le trisme, le tétanos, &c. il y a une constriction manifeste de plusieurs parties. J'ai démontré dans le 2e. chapitre, que la plupart des mouvemens convulsifs étaient produits par la faiblesse directe; aussi les attaque-t-on avec des succès marqués avec les stimulus les plus diffusibles, par exemple, le musc, l'opium, le castoreum, l'éther sulphurique, les vins généreux, l'alcool, les linimens volatils, &c. Mais, de plus, si le froid exerçait réellement une action astringente sur la surface externe du corps, comment pourrait-il faciliter l'éruption de la petite vérole bénigne, qui est une maladie inflammatoire? L'action du froid, en affaiblissant les vaisseaux, ou en diminuant leur incitation, ouvre leurs orifices fermés par la diathèse hypersténique, et favorise ainsi la sortie et le développement de la matière variolique. Ce que je dis de la petite vérole peut s'appliquer à la rougeole. C'est peut-être, parce que le visage est plus exposé à la fraîcheur de l'atmosphère, que l'éruption s'y fait avec plus de facilité que dans les autres parties du corps; et qu'elle prend aussi un caractère plus dangereux, lorsqu'on expose le malade à l'action d'une chaleur trop forte, ou à celle de tout autre stimulant.

Comment expliquerait-on les effets des boissons froides sur les malades attaqués de maladies inflammatoires, chez lesquels elles excitent des sueurs abondantes, tandis qu'on emploie inutilement un régime échauffant? Ne peut-on pas dire, avec plus de raison, que le froid ne resserre la surface externe du corps qu'en affaiblissant les vaisseaux cutanés sur lesquels il agit directement; mais que, dans les personnes affectées de diathèse hypersténique, il relâche le système cutané, en diminuant la densité et la rigidité morbifiques? On peut expliquer facilement, d'après ces principes, comment la transpiration peut être supprimée tantôt par le froid, et tantôt par la chaleur. On regardait mal-à-propos cette suppressien de la transpiration comme la cause d'un grand nombre de maladies, tandis qu'elle n'est qu'un symptôme de la diathèse hypersténique, ou de la diathèse asténique.

7e. *La bague devient trop large dans un bain froid, et trop étroite dans un bain chaud, preuve que le bain froid resserre et fortifie, et qu'au contraire le bain chaud amollit, relâche, distend et affaiblit.*

Le fait est que la bague est plus large

dans le bain froid, un peu plus étroite dans le bain tiède, sans contredit beaucoup plus dans le bain très-chaud. Ces phénomènes n'ont rien qui prouve le relâchement; ils sont d'abord une suite de l'action isolée du froid et du chaud sur le corps vivant, puisque sur le cadavre, où aucun vaisseau n'est susceptible de distention, où aucun stimulant n'agit, la différence dans la largeur de la bague n'est pas sensible; le gonflement du doigt provient aussi en partie, de l'absorption augmentée dans le bain tiède, et tant qu'elle a lieu, la bague doit être plus étroite. Dans un bain très-chaud, elle l'est plus encore, parce que la grande chaleur augmente le volume du doigt, et sur-tout parce que les vaisseaux sanguins, sollicités par le stimulus de la chaleur, se gonflent et se distendent.

J'ai à peine besoin d'avertir qu'on ne doit pas regarder, comme effet du relâchement, le gonflement des vaisseaux sanguins dans un bain dont la chaleur excède celle du sang. Ce phénomène a lieu lors même que le corps est dans un air dont la chaleur est de beaucoup au-dessous de celle qui lui est naturelle, à peu près à 85 degrés de Fahrenheit : il est encore le résultat d'un mouvement violent, du vin pris en certaine quantité, et de toutes les causes qui accélèrent le cours du sang ; on ne doit donc jamais l'alléguer en preuve de relâchement, comme on l'a fait, et jamais le bain tiède, proprement dit, de 96 degrés et au-dessous, n'a causé la turgescence d'aucun vaisseau sanguin. *Stevenson* a donc raison de conclure que le gonflement des vaisseaux causé par le bain de pieds très-chauds qu'il prescrivait, prouvait toute autre chose que le relâchement.

Il ne faut pas croire que le froid possède une propriété tonique, parce qu'on ôte plus facilement, dans un temps froid que dans un temps chaud, l'anneau qu'on porte au doigt. Ce phénomène dépend, au contraire, de la faiblesse, de l'atonie, ou du défaut d'incitation du système vasculaire, et particulièrement des vaisseaux cutanés, moins remplis alors et moins distendus, parce que le froid qui agit spécialement sur la surface du corps, diminue l'impulsion des humeurs.

C'est sous ce seul point de vue qu'il faut envisager la contraction que la peau semble éprouver dans ce cas. Le chagrin, la frayeur, la terreur, &c. que tout le monde regarde comme des puissances affaiblissantes, produisent le même phénomène.

8e. *La chaleur relâche et affaiblit le scrotum, l'action du froid le resserre et le fortifie.*

Cette objection tombe à faux, si l'on réfléchit que les adversaires de la nouvelle théorie confondent la réduction du scrotum à un plus petit volume, ou le resserrement de la peau, avec l'énergie de l'incitation. Le resserrement et le relâchement ne sont que des phénomènes qui accompagnent les hypersténies aussi-bien que les asténies, et les symptômes ne peuvent jamais nous autoriser à conclure à la force ou à la faiblesse de la fonction vitale. Si le froid paraît agir, dans le cas qui nous occupe, comme tonique, c'est peut-être parce qu'il dissipe le relâchement, qu'il modère l'action excessive de la chaleur, et qu'il rend cette partie plus sensible aux stimulus ultérieurs; ou bien le froid produit dans cette partie une asténie directe, en affaiblit trop considérablement son énergie, de manière que les vaisseaux opposent trop de résistance à l'abord du sang et des humeurs, ce qui en diminue le volume. Au reste, le même effet peut être produit par d'autres stimulus, par une chaleur sèche et humide, sur-tout lorsqu'elle est modérée, et par d'autres moyens semblables, dans le détail desquels il est inutile d'entrer.

9e. *Le froid, les fomentations froides, &c. arrêtent souvent les hémorragies utérines, le saignement de nez, l'hémoptysie; donc ils fortifient.*

Nous avons vu dans le 1er. tome du recueil d'observations, page 119, que les hémorragies naissent d'une rupture de l'équilibre régulier entre les troncs et les extrémités des vaisseaux sanguins, que par conséquent elles peuvent être le produit de l'hypersténie aussi-bien que de l'asténie. Cependant l'expérience apprend que les hémorragies excessives sont toujours dues à la débilité de la fonction vitale. L'hémorragie utérine reconnaît pour cause une faiblesse de tout l'organisme et une débilité particulière des extrémités des vaisseaux de la matrice, qui sont relativement trop faibles pour s'opposer avec énergie à l'abord du sang. Mais lorsque la débilité des orifices des vaisseaux utérins est portée au plus haut degré, les troncs de gros vaisseaux sanguins n'ont quelquefois pas assez de force pour vaincre la résistance mécanique qu'ils leur opposent, l'écoulement s'arrête, et la maladie, loin d'être guérie, n'a fait que changer de forme. D'après cela, il est évident que l'hémorragie doit cesser toutes les fois que les fortifians augmentent la force des orifices des vaisseaux sanguins, de manière qu'ils sont relativement moins faibles que les gros troncs, ou que les débilitans affaiblissent plus considérablement les gros troncs des vaisseaux sanguins que leurs extrémités, ou qu'ils produisent dans celles-ci une très-grande faiblesse topique. D'où il suit que les fomentations froides peuvent bien arrêter l'hémorragie, sans que nous soyons obligés de leur attribuer des propriétés excitantes. Il est vrai que l'application du froid arrête quelquefois les hémorragies les plus violentes ; mais ce moyen ne suffit pas pour prévenir les rechûtes et pour amener une parfaite guérison.

Le froid n'arrête une hémorragie qu'en produisant une espèce de lipothymie locale. En effet, combien de fois ne voit-on pas des hémorragies résister aux moyens les plus efficaces, et ne s'arrêter que lorsque le malade tombe en syncope? La frayeur, la terreur, la saignée, produisent le même effet dans les hémorragies passives ; doit-on en conclure qu'elles excitent? D'ailleurs, l'application du froid, dans ces sortes d'hémorragies, produit-elle toujours des effets aussi heureux qu'on le prétend? La pratique fournit une foule d'exemples où son usage a augmenté l'écoulement sanguin, et l'a souvent rappelé, lorsqu'il avait été arrêté par l'emploi des stimulus diffusibles, tels que l'opium, l'éther sulphurique, la teinture spiritueuse de cannelle, l'alcool, les vins généreux, &c., et que le froid humide occasionne des hémorragies utérines chez les femmes qui se trouvent déja dans la prédisposition asténique. La plupart des médecins conviendront avec moi, que l'action de ces influences ne procure jamais le rétablissement de la santé, mais donne lieu à des fièvres lentes nerveuses, à l'étisie, l'hydropisie, &c. L'adoucissement, ou la cessation totale de quelques symptômes de la forme du mal-aise, ne démontre pas la diminution réelle de la véhémence de la maladie. L'observation de tous les jours apprend que, dans les fièvres nerveuses et putrides, les soubresauts des tendons, la céphalalgie intolérable, les spasmes, les convulsions, le délire disparaissent souvent, lorsque l'asténie s'exaspère et menace d'enlever le malade.

Je crois que le froid est quelquefois d'une nécessité indispensable dans les hémoragies, quoiqu'il agisse en débilitant,

1°. Parce que l'application du froid ou d'un morceau de glace, fait ordinairement cesser sur-le-champ une hémorragie considérable, qui, si elle continuait encore quelques minutes de plus, pourrait occasionner une asténie incurable.

2°. Parce que la soustraction momentanée du calorique affaiblit beaucoup moins qu'un écoulement sanguin de quelques instans.

3°. Parce que le froid, dans ce cas, n'est pas si nuisible que la saignée, qui, en enlevant au corps un de ses principaux stimulus, produit souvent le même effet, et qu'il est en notre pouvoir de rendre à l'organisme la dose du calorique dont les fomentations froides l'ont privé.

10°. *Les bains froids sont utiles dans les maladies qui dépendent de faiblesse; donc le froid fortifie.*

La plupart des médecins qui prescrivent dans les asténies les bains froids, ne comptent cependant pas sur ce seul moyen, puisqu'ils recommandent en même temps les autres remèdes excitans; par exemple, le quinquina, la valériane, la liqueur anodine, les essences, les martiaux, le vin, une bonne nourriture, l'exercice du corps, la danse, l'opium, et d'autres médicamens de cette nature. Quel est celui qui oserait se prévaloir de ces observations? Comment reconnaître le moyen auquel on doit la guérison, tandis que les remèdes, la nourriture, et les autres parties du régime sont opposés entr'eux? Il est plus que probable que le succès heureux dont cette méthode est quelquefois couronnée, est plutôt dû à l'action fortifiante des remèdes excitans, qu'à la propriété affaiblissante du bain. Si les adversaires de la nouvelle doctrine prouvent que le froid et les bains froids seuls ont opéré la curation des asténies dans lesquelles on en a fait usage, et qu'il y a entre leur action et la guérison de ces maladies une connexion causale, nous serons forcés d'admettre la propriété excitante du froid. Les prôneurs des bains froids sont obligés de convenir qu'ils ont été quelquefois nuisibles dans les maladies qui dépendent de faiblesse; mais ils ne regardent ces faits que comme des exceptions à leur théorie, et les attribuent à l'action trop long-temps continuée des bains froids. S'il en était ainsi, un bain froid de quelques minutes, et souvent répété, devrait toujours être utile, et l'usage des bains chauds être nuisible ; mais l'expérience n'est pas d'accord avec cette assertion. Il est vrai que dans certains pays méridionaux, on fait un grand usage du bain froid, et même de la glace, dans les maladies où il existe une extrême prostration de forces ; mais il faut observer que le froid ne fortifie, dans ce cas, qu'en réduisant au degré convenable le stimulus de la chaleur, et en s'opposant à la débilité indirecte.

Si l'on réfléchit que la chaleur trop vive, ou trop long-temps continuée, a la propriété de produire l'asténie indirecte, et que le froid, au contraire, s'oppose à l'action immodérée de la chaleur, et empêche que l'incitabilité ne se consume, et que l'incitation ne devienne trop énergique ; il sera facile de comprendre pourquoi les personnes fortes se trouvent bien des bains froids, tandis que les personnes faibles, dont les humeurs sont appauvries, s'affaiblissent de plus en plus, sont attaquées de spasmes, de convulsions, &c., et ne recouvrent qu'avec peine leur première chaleur, lorsqu'elles font usage de ces bains.

Le bain froid, en diminuant l'énergie de la fonction vitale, accumule l'incitabilité, et rend ainsi le corps plus sensible à l'action successive du calorique de l'atmosphère et des autres stimulus ultérieurs. On ne reste ordinairement dans le bain froid que quelques minutes; en en sortant on se fait essuyer et frotter, on se livre à l'exercice, on prend quelquefois un bon bouillon ou un verre de vin, &c. Delà la chaleur et la vigueur qu'une personne bien portante éprouve après l'usage du bain froid; mais cette force ne provient pas de l'action du froid, mais des stimulus subséquens, qui, en agissant sur une réceptivité très-abondante, doivent de toute nécessité accroître l'incitation.

CHAPITRE VI.

De l'usage du froid et des bains froids dans les hypersténies.

Comme le froid diminue l'énergie de l'incitation, et qu'il affaiblit, il est clair que son usage n'est indiqué que dans les vraies maladies inflammatoires, et qu'il est très-nuisible dans les asténies.

Lorsqu'un malade a été soumis à un traitement rafraîchissant, il faut bien se garder de l'exposer à la chaleur ou à d'autres stimulans ; à moins qu'un degré plus considérable de faiblesse, ou qu'un changement de forme dans la maladie ne force d'agir autrement. On ne doit jamais exposer le malade à un froid violent, il ne pourrait pas le supporter.

D'ailleurs, comme il n'est pas toujours en notre pouvoir d'entretenir constamment ce même degré de froid, la chaleur qui lui succéderait, fût-elle très-modérée, agirait alors avec beaucoup de force, et produirait une incitation très-considérable. Un froid modéré et continué pendant long-temps, produira le même effet qu'un froid violent, mais de courte durée, et il n'exposera le malade à aucun inconvénient.

Il est donc essentiel, dans les maladies hypersténiques, de ne couvrir que légèrement les malades, d'aérer et d'arroser souvent leurs chambres avec de l'eau froide ou du vinaigre.

L'eau fraîche est la meilleure boisson qu'on puisse prescrire dans les maladies inflammatoires. On lui donne une saveur plus agréable, et on augmente sa propriété affaiblissante, en lui ajoutant des sucs acidules, comme l'acide du limon privé de l'huile essentielle que renferme son écorce; le suc d'épine-vinette, de groseille et de framboise.

Le bain foid ne convient qu'aux personnes qui jouissent d'une surabondance de santé; il est contraire aux enfans, aux femmes délicates et sensibles, aux vieillards, et en général, à tous ceux qui sont affaiblis par une cause quelconque. Il est utile dans les maladies hypersténiques, lorsqu'elles ne sont pas encore parvenues au plus haut point de violence.

On

On peut augmenter la propriété affaiblissante des bains froids, en y ajoutant des acides, des sels neutres, &c., qui sont, comme on sait, des puissans anti-hypersténiques.

Règles à observer en prenant un bain froid.

1°. L'entrée dans un bain froid doit être subite; de cette manière on y est moins sensible que lorsqu'on y entre peu à peu, et qu'à chaque pouce d'eau on éprouve une nouvelle sensation désagréable : l'effet de la première impression sera égale sur tout le corps, et les fluides ne seront pas refoulés des extrémités inférieures vers les parties supérieures. Un grand avantage de cette méthode, c'est que tout est fini plutôt.

2°. On ne peut généralement désigner quel est le degré de froid convenable pour les bains; mais on doit le faire dans chaque cas particulier. On a à choisir entre 33 et 65 degrés de Fahrenheit; mais je ne conseillerai jamais un bain entier au-dessous de 45 degrés.

3°. Il ne faut jamais être échauffé en entrant dans l'eau froide; cette règle de précaution est de rigueur. Entrer dans un bain froid, tandis qu'on est en sueur, c'est s'exposer aux suites les plus dangereuses.

4°. Pour les bains froids, comme pour tous les autres, le matin est le temps le plus favorable. On peut aussi se baigner dans des rivières, vers le soir, et lorsque la digestion du dîné est faite. C'est le moment où l'eau est le plus échauffée par le soleil de toute la journée.

5. Le ba in froid doit être extrémement court. Si l'on veut y rester plus long-temps, il faut au moins y faire du mouvement, en augmentant le jeu des muscles et la circulation : c'est pour cela qu'il y a moins d'inconvénient à craindre d'une longue natation, que dans un simple bain d'eau froide.

6°. Dès qu'on sort du bain froid, il faut se faire essuyer et frotter fortement et vîte, avec un linge bien sec et non chauffé. On s'habille ensuite, et l'on va à l'air, et sur-tout au soleil, ou bien on monte à cheval si le temps le permet. Si les circonstances exigent qu'on reste chez soi, il faut faire du mouvement, et ne pas s'asseoir pour lire et écrire. Lorsqu'un malade sort du bain froid, il faut avoir soin qu'il ne soit exposé ni à une grande chaleur, ni à l'action des autres stimulus énergiques, ce qui serait directement opposé au but du remède.

7°. Le bain frais (depuis 85 jusques 65 degrés de Fahrenheit), se rapprochant davantage du bain tiède, exige moins de précaution que le bain froid (depuis 65 jusqu'à 32 degrés de Fahrenheit), qu'on peut y rester plus long-temps, qu'on ne doit jamais commencer le bain à un degré de froid trop considérable, quand on n'y est pas habitué; mais qu'il faut d'abord que le bain soit frais, même à peu près tiède, quand celui qui en fait usage est très-incitable.

Aucun médecin instruit n'ignore que l'application de l'eau froide, des fomentations froides, de la glace, &c., est très-avantageuse dans les vraies inflammations locales, les douleurs qui se manifestent dans les hypersténies, telles que le phrénitis, la péripneumonie, le synocha, &c.

On doit conclure de tout ce que je viens de dire, que le froid affaiblit, parce qu'il prive le corps d'une quantité plus ou moins grande de calorique, et parce qu'il excite une sensation désagréable ; que le calorique excite jusqu'à un certain point ; qu'il affaiblit, comme tous les autres fortifians, lorsqu'il est excessif ; et que, quoique leurs effets se manifestent dans tout le corps, ils sont cependant plus sensibles sur la surface externe, parce qu'ils agissent immédiatement sur elle ; enfin, que le froid ne convient que dans les maladies inflammatoires ; et la chaleur, que dans les maladies qui dépendent de faiblesse.

Quel que soit l'ordre des choses dans lequel un homme est placé, si cet ordre est toujours le même, cet homme s'y habitue, ses fonctions se disposent en conséquence des influences dont elles éprouvent l'action ; elles conservent constamment les proportions nécessaires au maintien de la santé et à l'entretien de la vie. Les contrées les plus chaudes, les plus froides et les plus insalubres pour les voyageurs, ne le sont pas sensiblement pour les hommes qui y sont nés ou acclimatés; ou si ceux-ci même sont affectés de maladies, c'est toujours pendant les alternatives des saisons et dans les changemens de température, ou à la suite d'excès d'erreurs dans le régime; en sorte qu'on peut dire avec raison que les causes des maladies des hommes sont presque toutes dans les vicissitudes et dans les changemens, soient qu'elles aient lieu dans le nombre de choses dont l'homme fait usage et qui servent à sa vie, à sa nourriture, ou à ses plaisirs. Il faut toujours respecter les habitudes, songer que des choses mauvaises en apparence deviennent souvent bonnes, par un usage constant et uniforme; et qu'on doit être fort réservé à soumettre l'homme à de grands changemens, même quand ces changemens se font vers le bien.

Dans les vicissitudes des températures, il y a à considérer la température qui cesse, celle qui succède, et le changement plus ou moins rapide par lequel l'une succède à l'autre.

De toutes les vicissitudes qui nuisent davantage, sont celles du chaud au froid, et sur-tout du chaud au froid humide; et en général le passage du chaud au froid ne se fait guère promptement, sans que l'humidité augmente sensiblement, parce que la faculté dissolvante de l'air est considérablement diminuée par cette alternative.

Le passage du froid au chaud a toujours des inconvéniens moins grands que celui du chaud au froid. Néanmoins, si l'intervalle des degrés de l'un et de l'autre est grand, l'effet en est dangereux.

C'est le progrès successif du froid au chaud et au chand humide, qui caractérise l'effet du printemps sur nous.

Néanmoins la température à laquelle il est le plus nécessaire de s'habituer, est le froid, pour une forte raison; car de toutes les vicissitudes, la vicissitude froide est la plus dangereuse.

L'habitude du froid se contracte mieux par degrés que par un passage rapide. Celui-ci est dangereux, tandis que le premier moyen est toujours sans inconvénient. Il n'y a que les constitutions fortes qui résistent à l'impression d'un passage rapide, toutes les constitutions sont susceptibles des habitudes contractées par degrés.

FIN.

www.ingramcontent.com/pod-product-compliance
Ingram Content Group UK Ltd.
Pitfield, Milton Keynes, MK11 3LW, UK
UKHW022107260726
13993UKWH00001B/366